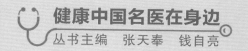

健康中国名医在身边

丛书主编 张天奉 钱自亮

防"糖"大计
糖尿病一本通

朴春丽◎主编

SPM 南方出版传媒

广东科技出版社 | 全国优秀出版社

·广州·

图书在版编目（CIP）数据

防"糖"大计：糖尿病一本通 / 朴春丽主编. —广州：广东
科技出版社，2021.1
（健康中国名医在身边 / 张天奉，钱自亮主编）
ISBN 978-7-5359-7609-3

Ⅰ. ①防… Ⅱ. ①朴… Ⅲ. ①糖尿病—防治
Ⅳ. ①R587.1

中国版本图书馆CIP数据核字（2020）第224323号

防"糖"大计——糖尿病一本通
FANG "TANG" DAJI—TANGNIAOBING YIBENTONG

出　版　人：朱文清
责任编辑：曾永琳　郭芷莹
封面设计：友间文化
插图绘制：谢惠华（艾迪）　许可证
责任校对：李云柯
责任印制：彭海波
出版发行：广东科技出版社
　　　　　（广州市环市东路水荫路11号　邮政编码：510075）
销售热线：020-37592148 / 37607413
http://www.gdstp.com.cn
E-mail：gdkjcbszhb@nfcb.com.cn
经　　销：广东新华发行集团股份有限公司
印　　刷：广州市彩源印刷有限公司
　　　　　（广州市黄埔区百合三路8号　邮政编码：510700）
规　　格：787mm×1 092mm　1/16　印张13.75　字数275千
版　　次：2021年1月第1版
　　　　　2021年1月第1次印刷
定　　价：49.80元

本书编委会

主　编　朴春丽

副主编　吴学敏　王　丽　唐　程　毕超然

编　委（按姓氏笔画排序）

王　宇　田　慧　杜　林　李　培

张乃文　张　鹏　陈　烁　赵晓华

姚梦恬　顾成娟　高胜男　赖杏荣

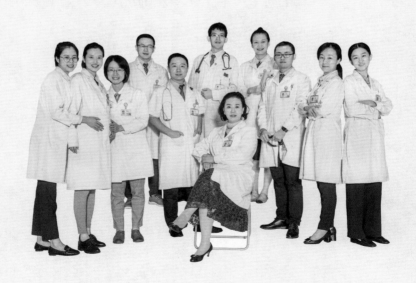

仝序

　　近年来，如何预防"亚健康"状态成为社会上的热门话题。随着生活水平的提高，人民对自身健康的要求也有了进一步的提高，对健康的关注焦点从"能治病、治好病"逐渐转变为"不生病、少生病"。预防疾病的发生，成为绝大部分人的新需求、新期待。

　　党和国家高度重视人民健康。早在2016年，中共中央、国务院就印发了《"健康中国2030"规划纲要》，并发出通知，要求各地区各部门结合实际认真贯彻落实。该纲要提出"充分发挥中医药独特优势"，要求提高中医药服务能力，发展中医养生保健治未病服务，推进中医药继承创新。2019年，国家卫生健康委员会也制定了一份详尽的发展战略《健康中国行动（2019—2030年）》，战略中提到要树立"大卫生、大健康"理念，并坚持预防为主、防治结合的原则，以基层为重点，以改革创新为动力，中西医并重。

　　在这一时代背景下，本套丛书应运而生，旨在引导群众建立正确的健康观，形成有利于健康的生活方式、生态环境和社会环境，促进以治病为中心向以健康为中心转变，响应国家"健康中国"战略号召，推动我国中医药事业的发展，推动医疗卫生工作重心下移、医疗卫生资源下沉，普及医学知识，提高大众对医学常识的掌握程度。

　　在为大众带来健康的同时，本套丛书也为发扬中医精神，强调中医"治未病"理念尽了一份力。丛书普及了中医药知识，并有大量易于掌握的中医保健方法。读者可以自学、自用，在家进行保健，将中医药优势与健康管理结合，从而实现中医药健康养生文化的广泛传播和运用。同时，本套丛书由各科中医药带头人物担任主编，实现了对当代名中医经验的传承与弘扬，书中内容结合现代人的生活特点，既有传承又有创新，打造了适合当代人保健养生的新方法，是对中医药文化的创新性发展。

本套丛书以生活保健为主要内容，从常见病和生活保健知识入手，向大众提供可行的健康指导和常识科普。本套丛书从知识性来说，是专业、翔实的，从风格来说，又是轻松、活泼的。本套丛书选取了大众较为熟悉的健康议题，有颈肩腰腿痛、骨科疾病、肛肠疾病这几大类生活中常见的健康问题，也有糖尿病这种在中国发病率较高、受到广泛关注的慢性病，此外，还特别关注了女性的健康问题，选取了乳房知识和孕产知识等议题来进行科学普及。每一册书都有自己的特点，例如《手到痛除——颈肩腰腿痛一本通》一书着重讲解了针对颈肩腰腿痛的按摩、训练方法，《防"糖"大计——糖尿病一本通》则详细介绍了糖尿病从发病机制到应用药物的知识。对于普通读者来说，这是一套十分适合在平时翻阅、查询的手边保健书，而对于中医人来说，这也是一套真正能够走入群众中去，"接地气"的中医普及书。

中国科学院院士

2020年12月5日

沈序

中共中央、国务院高度重视人民卫生健康事业，习近平总书记早已指出"没有全民健康，就没有全面小康"，又作了具体阐明："健康是促进人的全面发展的必然要求，是经济社会发展的基础条件，是民族昌盛和国家富强的重要标志，也是广大人民群众的共同追求。"

2016年，中共中央、国务院发布了《"健康中国2030"规划纲要》，确立了"以人民健康为中心"的大健康观。大健康概念的提出，与中医的"治未病"思想有许多契合之处。规划纲要中提到要发挥中医"治未病"的优势，指明要发挥中医药在慢性病防治中的作用。

国家中医药管理局启动了"治未病"健康工程，并制定出台了《中医医院"治未病"科建设与管理指南（试行）》，这不仅为"治未病"学科建设增加了更多使用内涵，更为提升全面健康素质做出了重大决策。

我们的祖先早在几千年前就已提出"治未病"的学术观点，并传承至今。《素问·四气调神大论》曰："是故圣人不治已病治未病，不治已乱治未乱，此之谓也。夫病已成而后药之，乱已成而后治之，譬犹渴而穿井、斗而铸锥，不亦晚乎！"国家提出的"健康中国"概念与中医"治未病"的思想不谋而合。对于疾病的防治，关键在一个"早"字，疾病要早预防、早治疗，才能把疾病对人体的损害控制在最小程度。对于国家来说，提高人民的健康水平，就需要将疾病防控的重点落在基层，让"医疗资源下沉"，而对广大人民群众来说，掌握健康与疾病的基本知识是预防疾病的关键和基础。

上工治未病，"健康中国名医在身边"这个系列，即是为了这一目的而出版的一套丛书。此丛书从广大群众感兴趣的防治议题入手，把复杂的、难以理解的专业术语，改变成通俗易懂的语言，起到了较全面地普及常见疾病防治知识的作用。丛书内容生动丰富，简易实用，较全面地涵盖了中医药防治疾病的基础知识，弘扬了中医学防治疾病的精神内涵。此套丛书实用价值高，诚属难能可贵之作，它普及了大健康概念，对广大人民群众指导预防疾病、正确促进患者早日康复尤其大有益处，故乐而为序。

国医大师 沈宝藩

2020年12月6日

前言

中医药是中华文明的瑰宝，护佑中华民族繁衍生息，让中华儿女屹立于世界民族之林。饱经岁月磨砺与历史沉淀的中医药学，包含着中华民族几千年的健康养生理念及其实践经验，凝聚着中华民族的博大智慧。在应对卫生挑战、推进卫生合作、推动完善公共卫生治理方面，中医药潜力无限，日益发挥着独特而重要的作用。

与此同时，在世界范围内，中医药正在得到越来越多的认可。2019年5月，第七十二届世界卫生大会审议通过了《国际疾病分类第十一次修订本》，首次将起源于中医药的传统医学纳入其中。民族的才是世界的，中医药将为全球健康管理贡献中国智慧、中国方案。

2016年10月，中共中央、国务院印发了《"健康中国2030"规划纲要》，该文件以提高人民健康水平为核心，从健康生活、健康膳食、健康体质、健康服务、健康保障、健康环境、健康产业、卫生体制八大方面全面解读了健康热点问题，普及了健康中国的基本知识，揭示了健康中国的战略意义，描绘了健康中国的美好远景，推动了健康中国战略的有效落地。

为了响应健康中国建设，我们通过编辑出版"健康中国名医在身边"丛书，以专家的视角和权威的声音，普及中医药的相关基本知识，提高大众对医学常识的掌握程度，特别是为常见病、慢性病患者提供防治指导，以提高他们的生活质量，同时解读社会关注、百姓关切的健康热点问题，倡导自主自律的健康生活方式。

"健康中国名医在身边"丛书将分辑出版，旨在使读者读有所得、读有所获。健康是促进人们全面发展的必然要求，是经济社会发展的基础条件。实现国民健康长寿，是国家富强、民族振兴的重要标志，也是全国各族人民的共同愿望。希望本丛书能为推进健康中国建设，提高人民的健康水平贡献自己的一份力量。

目录
Contents

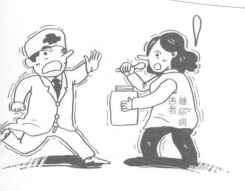

糖尿病该怎么检查

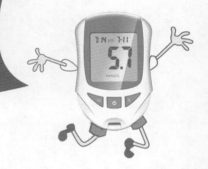

糖尿病可能影响的靶器官

目录
Contents

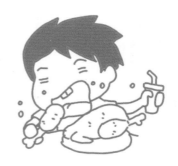

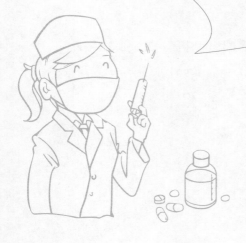

糖尿病前期的防治

常用的降糖药物

目录
Contents

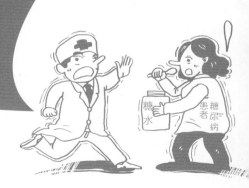

谣言粉碎机

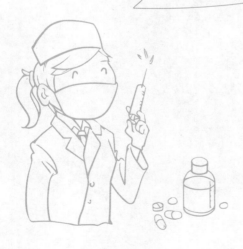

认识一下
糖尿病

糖

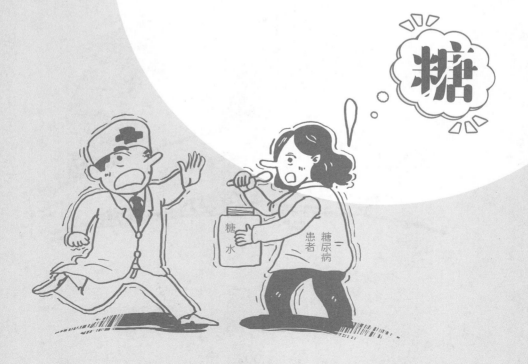

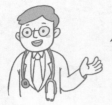

什么是糖尿病

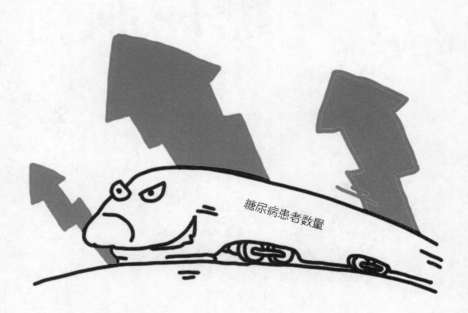

糖尿病是现代多发病

中国糖尿病的患病率和患者数量就像坐上高铁一样飞奔向前。

糖尿病患者数量

糖尿病患者有那么多吗？

根据最新统计，我国目前糖尿病发病率达10.4%。

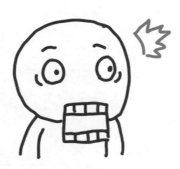

糖尿病三个字对于很多人来说，既熟悉又陌生。可能很多中学生，甚至小学生都很了解糖尿病！

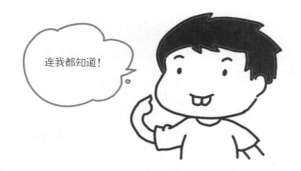

熟悉的原因可能是身边的亲朋好友甚至自己都得了这个疾病，每天都与糖尿病零距离接触。陌生的原因可能是，不是每个人都知道该如何去应对糖尿病，该以什么样的心态去面对糖尿病。糖尿病患者的心灵，总是被糖尿病这片乌云遮盖！

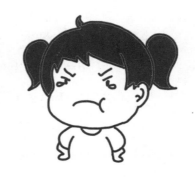

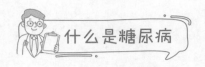

什么是糖尿病

划重点！那什么是糖尿病呢？

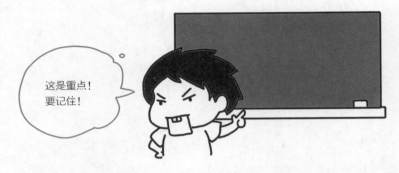

这是重点！
要记住！

　　从医学角度说：糖尿病是一种慢性代谢性疾病，是遗传和环境因素相互作用，导致体内胰岛素绝对或者相对分泌不足，以及靶细胞对胰岛素敏感度降低，从而引起葡萄糖、蛋白质、脂肪、水和电解质等一系列代谢紊乱的综合征，其中以高血糖为主要标志。

　　听不懂？来点俗话吧！

　　通俗一点说就是：平常我们到医院去体检，大多数体检里有个叫血糖的检测项目，这个项目可以检测出我们是否患有糖尿病。

　　什么是血糖？顾名思义，血糖，就是血液中葡萄糖的浓度，葡萄糖关系着每个人体内的新陈代谢，血糖是维持体内生命活动必不可少的条件。糖尿病就是血液中葡萄糖的浓度超过了一定数值，通常把血糖值高过一定数值的疾病，称为糖尿病。

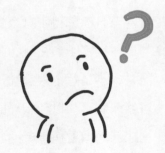

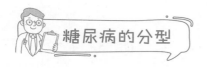

糖尿病的分型

总的来说，糖尿病分为3种类型。

（1）胰岛素分泌绝对不足。这类患者天生胰腺受到损伤，自身不能分泌胰岛素，通常需终身注射胰岛素来维持身体健康。

（2）胰岛素分泌相对不足。后文会详细解释这类糖尿病的发病机制，不要着急，这也是大多数糖尿病患者的类型。

（3）特殊类型糖尿病、妊娠糖尿病。

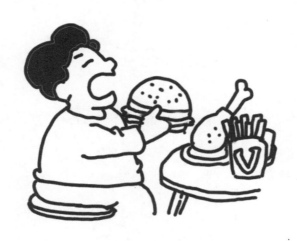

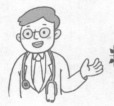

糖尿病来临前的预警

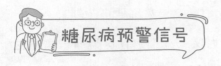

糖尿病预警信号

任何疾病来临之前，身体总会有各种各样的预警。那糖尿病来临前，身体一般会有什么样的预警症状呢？

提到糖尿病的症状，很多人会大声说一句"三多一少"！

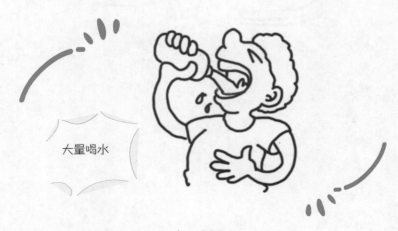

大量喝水

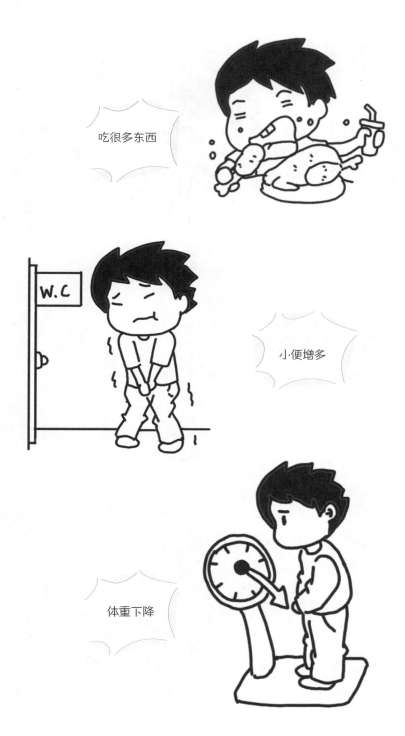

吃很多东西

小·便增多

体重下降

但是我敢肯定地告诉你，你可能认识了"假"的糖尿病！

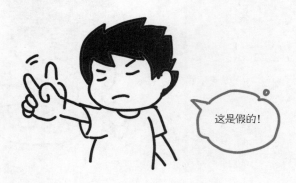

实际上很多情况下，糖尿病的症状是这样的：

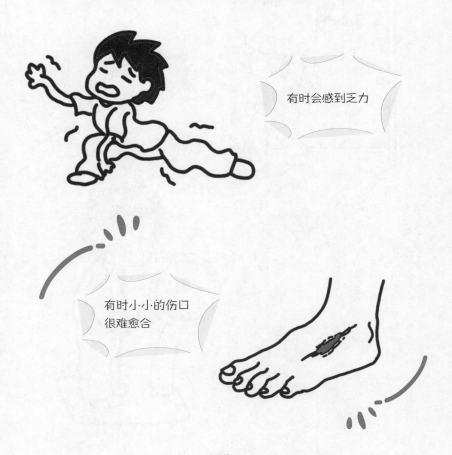

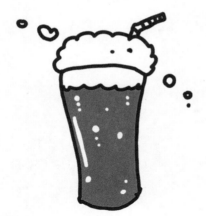

尿中会有很难消散的泡沫

皮肤会发痒

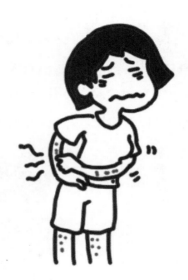

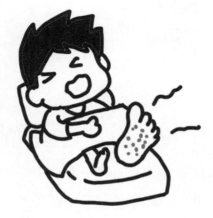

手脚会有不同程度的发麻和变凉

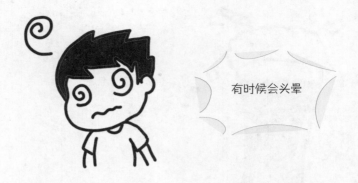

有时候会头晕

时至今日，我们才看清糖尿病的真正面目！以上很多症状跟大众认识的传统糖尿病的症状不太一样。不要觉得自己没有"三多一少"的症状，就认为自己没有糖尿病，而上述这些症状的出现，提示你要足够重视自己的血糖了。

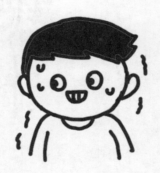

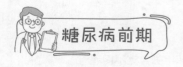

糖尿病前期

什么是糖尿病前期？通常认为空腹血糖在6.1～7.0mmol/L，口服葡萄糖耐量试验（OGTT）血糖在7.8～11.1mmol/L。但是根据最近几年研究，医学专家建议空腹血糖应该不超过5.6mmol/L！当血糖超过此数值时，需要高度重视自己的血糖了！

有啥用？如果你的血糖在这两组数值区间（空腹血糖：6.1~7.0mmol/L，餐后2小时血糖：7.8~11.1mmol/L），那么你已经处于糖尿病前期了。等于说已经推开了糖尿病的一扇大门，而且一条腿已经迈进糖尿病的"屋子"里了。再不进行运动和严格的饮食控制，马上就会成为众多糖尿病大军中的一员。

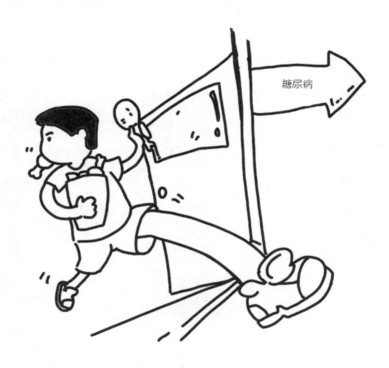

糖尿病

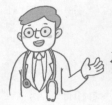

为什么糖尿病容易被人们忽视

下面给大家讲两则小故事。

(1) 青蛙的故事

　　大家都听过温水煮青蛙的故事，把青蛙放入温水中，慢慢加热，绝大多数的青蛙并不会因为水热而逃脱，反而慢慢地适应水温，走向死亡。与此类似，这样的道理同样适用于糖尿病患者，血糖好比身体内的温水，血糖数值的增高，就像水的温度不断升高，整个过程很缓慢，很多患者不重视自己的血糖情况，慢慢失去感觉。

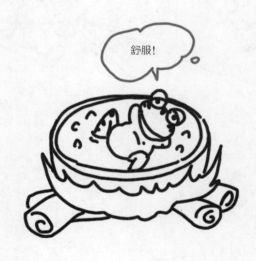

不知不觉中，"温度"升高，滚烫的"水"把身体内的心、脑、肾、胃肠来了个"大清洗"，严重破坏正常的器官，给生命健康带来不可逆转的损伤。可惜在临床中，很多患者都不重视这个情况，慢慢地，高血糖如滚烫"开水"会把身体上每一个正常的组织和器官毁掉，严重降低他们的生存质量。

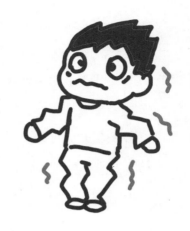

② 生于忧患，死于安乐

那为什么高血糖具有这么高的危害性，很多患者却不以为然呢？多数人在医院体检过程中了解到自己血糖数值很高以后，总是存在侥幸心理，心里总想着：邻居的糖尿病都得了几十年了，也没有见到他们有什么事情呀，活得好好的，而且我这身体挺好的，没有啥症状，天天精神够用，可不想跟各种口服药、胰岛素打一辈子的交道。

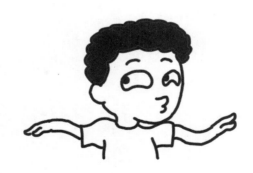

有时，真的不愿意拆穿这种无趣的谎言！

事实上，糖尿病"潜移默化"，"悄无声息"地改变着每个器官，患者可能感觉不到什么特殊的症状。但是血糖高对器官组织的伤害是日积月累的，等到"木已成舟"的时候，一切都已经晚了，所以在关键时刻，每个人都应拒绝做"温水中的青蛙"，勇于跳出血糖带来的"温柔陷阱"！

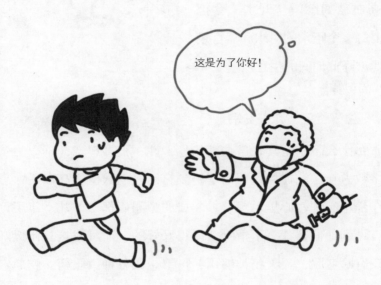

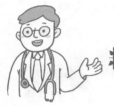

糖尿病与妊娠相逢

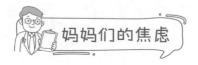

妈妈们的焦虑

在庞大的糖尿病患者中，有这样一类人，她们肩负着孕育下一代的任务，平时对糖尿病很是害怕，害怕糖尿病会给自己和宝宝带来毁灭性的灾难，因此对糖尿病有着很深的误解。其实，妊娠期间的糖尿病分为两种类型：

（1）怀孕之前没有得糖尿病，妊娠过程中新发生的糖尿病称之为妊娠糖尿病。

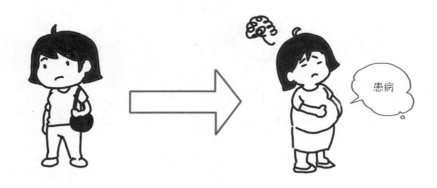

患病

（2）怀孕之前得了糖尿病，还继续妊娠的，称之为糖尿病合并妊娠。

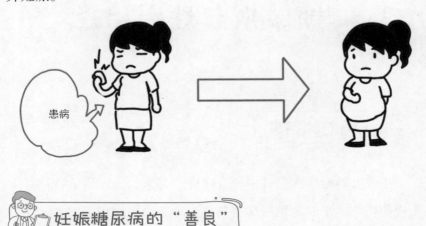

妊娠糖尿病的"善良"

妊娠糖尿病，预后都比较好。妊娠期间，母体会产生大量激素来供养胎儿的生长发育，其中部分激素会导致血糖的升高，但却是胎儿生长发育中不可或缺的。

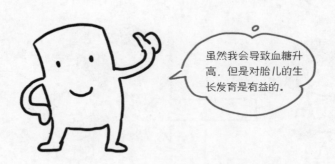

虽然我会导致血糖升高，但是对胎儿的生长发育是有益的。

正常女性，即使平时血糖正常，妊娠期间也会出现血糖轻微增高。临床观察表明，大多数妊娠糖尿病患者，妊娠结束以后，血糖会恢复到正常水平。

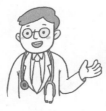

脆性糖尿病

血糖"跳舞"，医生头疼

很多患者会问什么是血糖"跳舞"？

所谓血糖"跳舞"，就是血糖忽高忽低，像个不听话的孩子一样乱窜，餐前和餐后血糖相差甚远。为什么血糖会"跳舞"？原因就是胰岛功能近乎衰竭。

通常我们把具有血糖忽高忽低特点的糖尿病，称为脆性糖尿病。什么是脆性？脆性指病情极不稳定，血糖忽高忽低难以控制。脆性糖尿病对于患者本人和临床医生，都是棘手的难题。

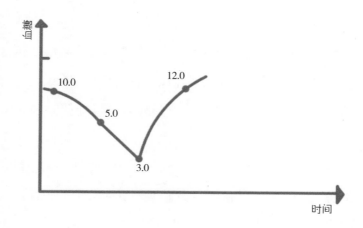

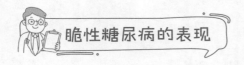
脆性糖尿病的表现

脆性糖尿病最主要的表现就是血糖忽高忽低，血糖一会儿"冲上云霄见太阳"，一会儿"跌入万丈深渊"，像坐过山车一样。例如一个患者晚上睡前血糖是8.0mmol/L，第二天早上的血糖竟达到16.0mmol/L。脆性糖尿病常见于一些晚期胰岛功能较差的2型糖尿病患者和某些1型糖尿病患者。

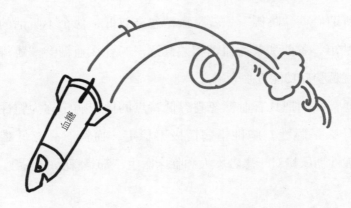

这类患者对胰岛素异常敏感，胰岛素剂量的微小变化就可引起血糖的剧烈波动。通常1个单位的胰岛素可以降低2～3mmol/L的血糖，可是这类患者1个单位的胰岛素可以降低5～6mmol/L的血糖。

在饮食量、运动量和胰岛素剂量恒定的情况下，患者的病情也极不稳定，出现"低血糖—高血糖—酮症酸中毒—昏迷"反复变化的症状，这类患者的病情随时都可能加重，往往改善也比较困难。

如何判断所患为脆性糖尿病

① 血糖波动大

吃饭前后测得的血糖相差11.1mmol/L，反复测定每天早上空腹血糖日差变动在5.0mmol/L以上。

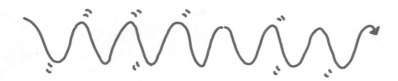

② 胰岛素敏感

对胰岛素注射剂量的调节十分敏感。当血糖升高时，稍稍增加一点胰岛素注射剂量（如2个单位）就发生低血糖；当血糖下降时，稍稍减少一点胰岛素注射剂量，血糖又明显升高。

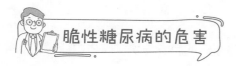 ## 脆性糖尿病的危害

脆性糖尿病的最大危害就是发生严重甚至是不可逆的低血糖昏迷。

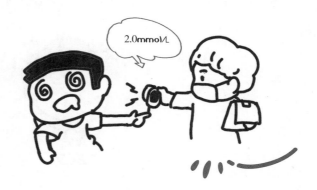

频繁发生的低血糖及高血糖（血糖波动）能够加速动脉硬化，增加糖尿病患者心血管疾病的发生率和死亡率。

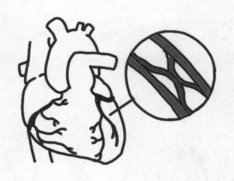

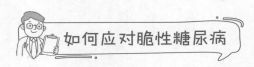

如何应对脆性糖尿病

（1）脆性糖尿病的首要治疗方法是安抚患者的情绪，情绪波动会导致脆性糖尿病病情的加重。

（2）患者和医生需要经常关注血糖的变化情况，根据变化不停地变更胰岛素治疗方案，而且必要时可混合使用短效胰岛素和中长效胰岛素。

（3）此外，对于患有脆性糖尿病的患者来说，应用中药来控制血糖效果会更好一些，中医的优势可以在这种情况下得到发挥。

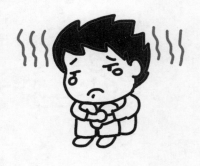

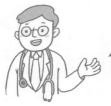

低血糖比高血糖更可怕

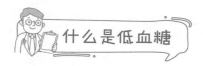

什么是低血糖

　　低血糖是指成年人空腹血糖浓度≤2.8mmol/L。糖尿病患者血糖浓度≤3.9mmol/L即可诊断为低血糖。低血糖的症状通常表现为出汗、饥饿、心慌、颤抖、面色苍白等，严重者还可出现精神不集中、躁动、易怒甚至昏迷等。

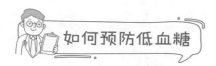

如何预防低血糖

　　下面我们谈谈如何预防低血糖的发生。其实总结一点就是调整好饮食、运动和药物治疗这三者的关系，因为进食过少、饮食不规律、药物使用不合理、运动量增加时没有及时调整饮食和药物等均可导致低血糖。

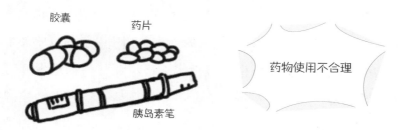

胶囊　　药片

胰岛素笔

药物使用不合理

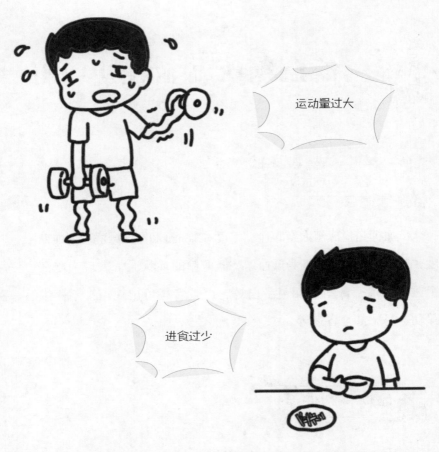

运动量过大

进食过少

　　生活中，低血糖的预防关键是让正在使用促胰岛素分泌剂或使用胰岛素治疗的糖尿病患者及家属了解发生低血糖症的可能性，并且熟悉低血糖的症状以及自我处理低血糖症的方法。对老年患者血糖不宜控制太严，空腹血糖不超过7.8mmol/L，餐后血糖不超过11.1mmol/L即可。病情严重者，难以预料餐前胰岛素用量时，可以先吃饭，然后再注射胰岛素。初用降糖药或胰岛素时要从小剂量开始，然后根据血糖水平逐步调整药物剂量。为了防止低血糖，患者要在每餐前、后测量血糖，空腹血糖控制在4.4～7.0mmol/L为宜，餐后血糖不超过10mmol/L，晚上睡前血糖应在5.6～7.8mmol/L，凌晨3点血糖不低于4mmol/L。（具体控制数值当具体问题具体分析，遵从自身实际情况和医生建议。）

另外，为应对可能出现的低血糖反应，建议糖尿病患者外出时带些食品或糖果，佩戴糖尿病卡片，一旦发生低血糖，立即出示卡片以告诉发现自己发病的目击者，自己目前很可能是低血糖或低血糖昏迷，请求帮助，尽快将食品或糖果放在自己口中，并及时与医院联系。正所谓未雨绸缪，这些措施对处理糖尿病患者的低血糖症是十分重要的。

面对突如其来的低血糖该如何治疗

糖尿病患者低血糖症的发生往往都是突如其来的，这就需要我们及时发现、立即治疗，尽快纠正低血糖状态。虽然糖尿病患者终身都需要控制饮食，但低血糖时应立即给予葡萄糖，可以食用任何可使患者迅速纠正低血糖状态的食品，包括糖果、果汁、糖水，并密切观察患者四大生命体征，直到患者意识完全恢复。对于严重者，特别是已经发生低血糖昏迷者应立即送医院抢救，可静脉注射葡萄糖，也可用胰高血糖素进行皮下、肌内或静脉注射。

值得注意的是，长效磺脲类药物（如格列本脲）导致的低血糖症往往持久，给予葡萄糖，患者意识恢复后有可能再次陷入昏迷，需连续观察3天，以保证患者完全脱离危险期。另外口服阿卡波糖片所导致的低血糖症，通过口服面包、米饭来升糖一般是无效的，此时要立即送往医院，静脉注射葡萄糖以升糖度过危险。

血糖
是怎么高的

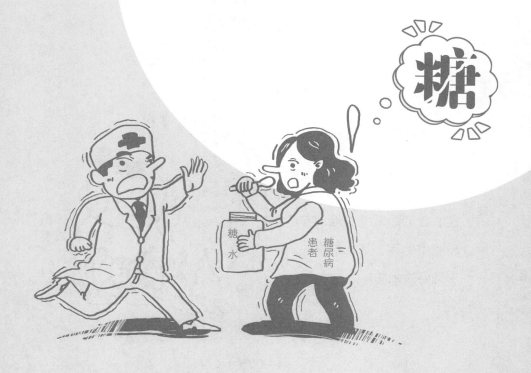

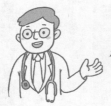

体内众多的升糖激素

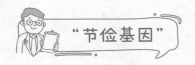

"节俭基因"

为什么要说"节俭基因"，它跟血糖的关系是怎么样的？

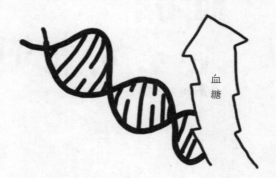

血糖

这就得从人类诞生在地球上说起。遥远的古代，我们的祖先在大自然恶劣的天气和地理环境中生存，通常情况下是要挨饿的！

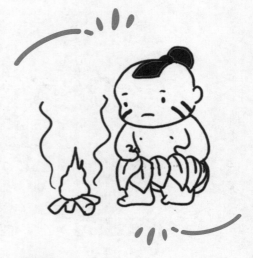

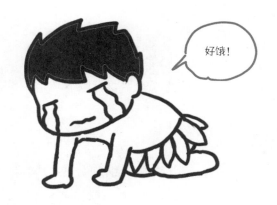

　　为了能长期在这种生活环境下生存，我们的祖先，自然而然地就进化出了所谓的"节俭基因"。

　　那么问题来了，"节俭基因"有什么用？

　　"节俭基因"的作用就是在摄入很少热量的情况下，产生多种升糖激素来帮助血糖的增高，从而维持血糖的浓度。然而这种"节俭基因"给我们带来保护的同时，也给我们带来了一些"不好"的影响：

　　第一是吃很少的食物就能把身体内重要的生命指标迅速提高，如血压、血糖等。

　　第二是"节俭基因"的特性导致了体内升糖"容易"，降糖"难"。

　　而到了现今这个时代，生活物资十分丰富，这种基因反倒成了"致病基因"，成了糖尿病的帮手。

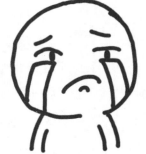

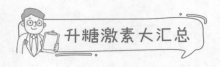

升糖激素大汇总

总的来说体内升高血糖的激素主要有以下几个。

胰高血糖素

胰岛素最大的对手、由胰腺 α 细胞分泌的胰高血糖素是胰岛素的"孪生兄弟"和"宿敌"。胰高血糖素是升高血糖最强最有力的助手。对于正常人来说，血糖的稳定需要胰高血糖素的帮忙。

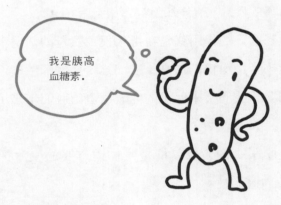

我是胰高
血糖素。

肾上腺素

由肾上腺分泌的肾上腺素打小就跟胰高血糖素一起"玩耍"，一起"对付"胰岛素。在人们发生危险时，肾上腺素是人们做出最大应激反应动作的助手。平时主要的任务就是维持人体血压的平衡，在某些应激状态时来增高点血糖。肾上腺素是人体必不可少的激素，科学实验表明，肾上腺素是维持体内生命活动最重要的激素之一。

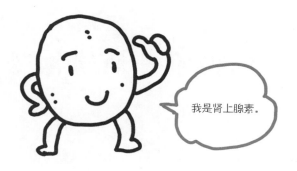

糖皮质激素

由肾上腺分泌的糖皮质激素是肾上腺素"同父异母"的兄弟，对待胰岛素还算友善，只是在某些特殊情况下，给胰岛素"来上那么一脚"。糖皮质激素是调节人体内各个系统不可缺少的激素，是临床应用最多的激素，是治疗多种疾病的法宝，因此糖皮质激素是医生们的好帮手。可是这位"仁兄"，脾气不太好，应用不当会给人体带来不可修复的伤害，所以，可以把糖皮质激素称为"潘多拉的魔盒"。

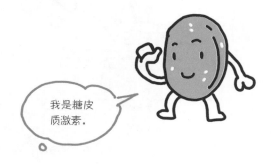

除此以外，还有很多激素，如生长激素、甲状腺激素等，它们也有升高血糖的作用，但是作用不是很持久，力量也不大，因此升高血糖往往依赖于胰高血糖素这个"排头兵"。

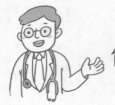

体内唯一的降糖激素

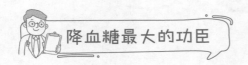

降血糖最大的功臣

下面来郑重介绍一下人体内唯一能够降血糖的激素——胰岛素。它主要由胰腺 β 细胞分泌，是众所周知的"大明星"。

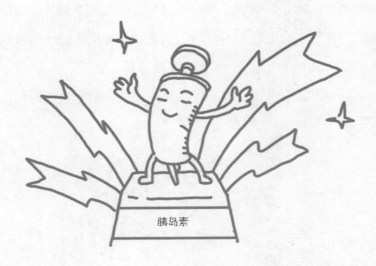

胰岛素

有的朋友或许不明白，为什么自身分泌的胰岛素属于"内源性胰岛素"？

因为在治疗糖尿病过程中，需要注射进人体内的胰岛素叫外源性胰岛素。

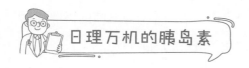

日理万机的胰岛素

血液中葡萄糖的浓度影响着胰岛素的分泌，健康人即使不进食，也随时分泌着胰岛素，只是很微量而已。

大多数人进食以后，食物中的糖类物质通过消化系统吸收进入血液，这时会引起胰腺分泌大量胰岛素，来降低体内血糖的水平。一段时间以后，胰腺分泌的胰岛素又急剧地减少。因此，胰岛素平时除了跟那些"升糖激素"做斗争之外，一日三餐的前后还是胰岛素最忙的时候，所以把胰岛素理解为业务繁忙的劳动者是恰当的。

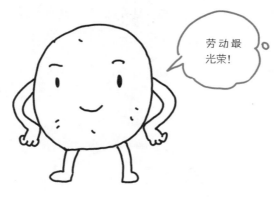

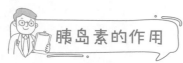

胰岛素的作用

很多人会对胰岛素产生误解，认为胰岛素除了降血糖之外就没有其他作用了，这就大错特错了，胰岛素除了能降血糖，还有很多作用。

胰岛素可以把人体的营养成分储存起来以备后用，还能调节蛋白质和脂肪的代谢，胰岛素一方面促进细胞对氨基酸的摄取和蛋白质的合成，另一方面抑制蛋白质的分解，因此可以和生长激素一并促进人体的生长。胰岛素还能促进细胞核中DNA的合成，DNA的重要性不必多说，这是生命活动的"总开关""总指挥"。

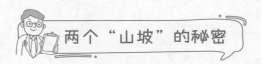

两个"山坡"的秘密

食物中的糖被人体摄入经消化成单糖吸收后，体内血糖由此升高，随之体内的胰腺就开始分泌胰岛素了，健康人胰岛素分泌存在两个时相，俗称第一时相和第二时相。在了解时相之前，咱们先了解一下胰岛素分泌模式，其主要包含两种状态，分别为基础状态和刺激状态。

平时不进食的时候，胰腺也会不停地分泌胰岛素，只不过很少，这时叫基础状态。

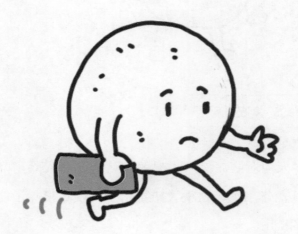

进食以后，胰腺开始分泌大量的胰岛素，这时称为刺激状态。

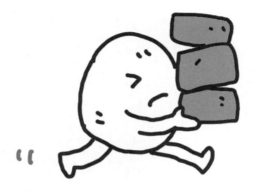

再说回胰岛素分泌时相，我们绘制一张图，纵坐标是胰岛素含量，横坐标是时间。我们会发现在三餐后有两个时间段，胰岛素的水平非常高，有两个向上突起的"山坡"，这两个"山坡"称为胰岛素分泌的两个时相，饭后增高的第一个向上突起的"山坡"称为第一时相，随后相隔一段时间，第二个向上突起的"山坡"称为第二时相。

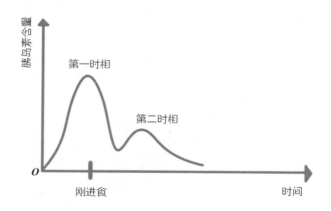

第一时相的曲线高峰一般出现在进食后0～10分钟，这个高峰出现可称得上是相当早了，可能你还没吃完饭呢，胰腺分泌的

大量胰岛素就来了，第一时相的意义在于可以迅速抑制血糖的升高，第一时相的高峰很高，是人体胰岛素分泌的最高峰。

90分钟以后，大多数人已经进食完，这时逐渐形成第二个向上突起的"山坡"，迎接第二高峰的到来。第二个"山坡"的特点就是没有第一个"山坡"宽，也没有第一个"山坡"高，整体看上去像个矮山包。第二时相的意义在于第一时相过后，若血糖还不能够下降，第二时相会接着帮忙降血糖，血糖降不下来的话，第二时相一般不会结束。当血糖升高时，胰腺首先分泌出大量胰岛素来降血糖，而后再分泌出曾经储存在胰腺中的胰岛素来做善后工作。有人不明白，为什么胰腺会呈现出这样两个时相，会不会显得有点多此一举？

实际上，两个时相先后分泌胰岛素来降血糖，是为了把血糖降得平稳，对维持体内血糖的稳定有重要的意义，这种分泌模式也给医生带来启发，即使血糖很高的患者，也不能把血糖贸然降得太低，维持相对平稳的血糖数值，比单纯降糖更好。

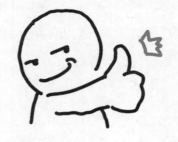

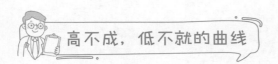

高不成，低不就的曲线

上面详细说了健康人的胰岛素分泌模式，那么糖尿病患者的呢？

1型糖尿病患者分泌胰岛素含量的曲线基本上就是条直线。

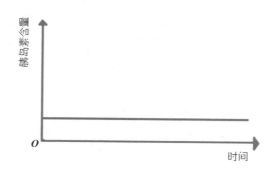

2型糖尿病患者分泌胰岛素含量的曲线非常有特点，一种是胰岛素分泌第一时相的曲线"山坡"，宽度变窄，高度变低。

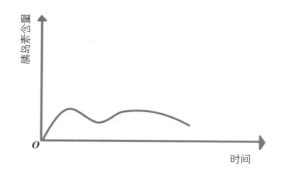

另一种是没有第一时相那么高的曲线"山坡"，因此第二时相曲线"山坡"的宽度变大，高度变高，来代偿第一时相曲线的不足。

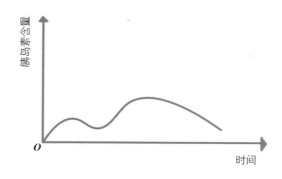

无论有没有第一时相高峰，第一时相和第二时相的曲线都会分泌延迟，随着病情的不断加重，曲线慢慢就会变成直线，这代表着胰岛功能的衰竭！

　　为什么2型糖尿病的曲线呈现这样的变化？

　　这就涉及后文所讲的胰岛素抵抗。第一时相和第二时相的曲线异常，代表2型糖尿病患者体内的组织和器官对胰岛素不敏感，就因为不敏感，胰岛素才会延迟分泌，对胰岛素的反应相对于正常人来说"慢半拍"，所以曲线才会缺失、错后。

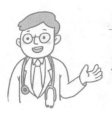

血糖的高与低，实际是一场较量的输与赢

我们都看过阴阳双鱼图形的太极图，体内血糖的高低就像是太极图，保持着动态平衡。

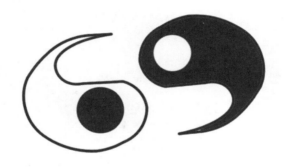

每次吃饭以后，胰岛素占上风，降糖激素赢了升糖激素，开始对血糖进行分解。

饭后一段时间，胰高血糖素等升糖激素占上风，升糖激素赢了降糖激素，提高体内血糖的浓度。

这种动态调节过程，你输我赢的状态发生在人体内的每分每秒，也可以把这种过程理解为拔河比赛，双方势均力敌，短时间内谁也无法取胜，这就维持了看似"静止"的动态平衡。

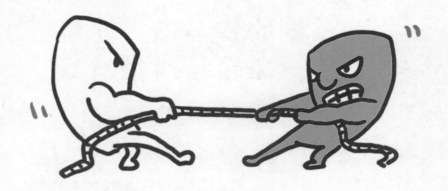

虽然健康人的降糖激素只有一种，但是血糖都能维持在一定水平，不高也不低，两种激素在体内互相制约，维持平衡，这对人体是非常重要的。那么两种激素到底是怎么工作的呢？

饥饿状态

大家想象一下：假如你一天早上起床晚了，来不及吃早饭，到单位去上班，中午又有会议，下午继续工作。晚上回到家里，身心疲惫，没有力气。但是发现自己吃了一碗面以后，休息一会儿，睡个好觉，第二天又可以生龙活虎地工作了。

一天都没有吃饭，竟然没有低血糖，没有昏倒在地，没有被抬到医院，要是一位糖尿病患者这么做的话，估计性命难保，为啥健康人偶尔这么做没有事呢？

这是因为人体在饥饿状态下，体内分泌大量"升糖激素"。大脑不断指挥胰腺多分泌一些胰高血糖素，少分泌一些胰岛素，其他腺体也帮忙分泌其他的升糖激素，这些激素保证了人体在短时间不摄入能量的情况下，维持体内血糖浓度正常波动。

吃饭状态

大家都知道一句网络流行语"每逢佳节胖三斤"。

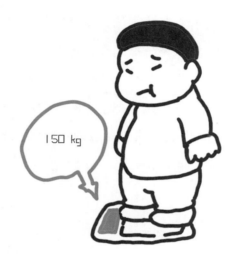

为什么到了"佳节"的时候人会发胖呢？

很多人会说，吃得多当然胖，可是大家知道吃多了为什么发胖吗？

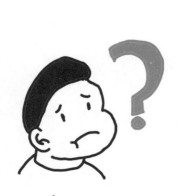

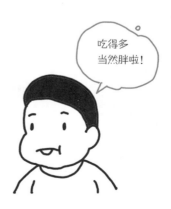

原因就是体内胰岛素的作用。进食以后，体内反射性地引起胰岛素的大量分泌，来大规模实行"降糖工程"。与此同时，那些平时与胰岛素做斗争的小伙伴，会被大脑这个"总司令"，暂时地打入"冷宫"。等到血糖恢复正常，这些升糖激素就会恢复"自由身"。胰岛素降糖是为了给人体提供能量，一些好吃懒做的人，吃很多东西，天天不怎么运动，每天摄入的能量大于活动的能量，胰岛素就会把这些剩余的能量，变成糖原（主要储存在肝脏里）和脂肪。脂肪是体重增加最大的"功臣"，"每逢佳节胖三斤"的人，可能是平时的胰岛素的功能太强大了，吃的东西，都让胰岛素转化为脂肪储存在人体内了。

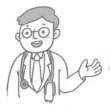

胰岛素抵抗

我们的祖先，为了不在极端的情况下挨饿，能在恶劣的环境中生存下来，逐渐进化出了"节俭基因"。这种基因决定了，人体自身升糖容易，降糖难。

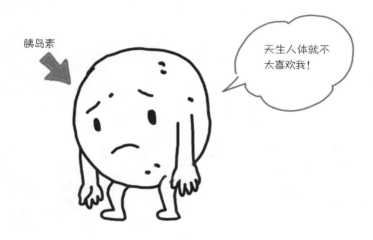

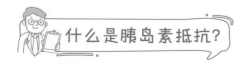

什么是胰岛素抵抗？

胰岛素抵抗是2型糖尿病发病原因中最重要的一条。

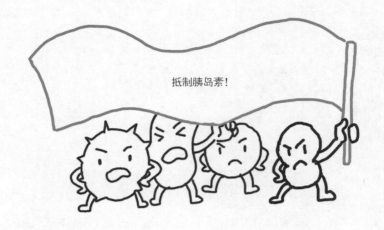

仔细想象一下，那些每天都吃很多"山珍海味"的人的体内状态：人体为了拼命降低体内升高的血糖，强迫胰腺细胞分泌胰岛素。

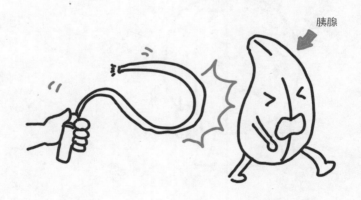

胰腺

本来平时的工作量就很大，这时来个更大的"工程"，迫使胰腺分泌大量的胰岛素来干活。由于活太多了，胰岛素做了最大努力，降血糖这个"工程"还是没能够完成！这并不是胰岛素不干活，而是"工程"太艰巨。

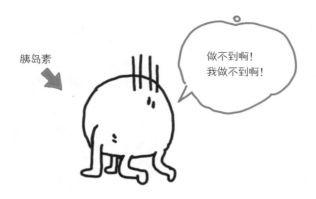

胰岛素

做不到啊！
我做不到啊！

长此以往，即使有一天接到的"工程"小了，也就是吃得少了，胰腺也会习惯性地分泌大量胰岛素来干活。体内胰岛素虽然多，但是体内各个组织和器官对胰岛素的敏感性下降很多，久而久之就把胰腺累坏了！

胰腺分泌同等量的胰岛素，在健康人身体内就能把血糖降得很好，而在糖尿病患者中，特别是2型糖尿病患者中，却偏偏做不到，这就是胰岛素抵抗。胰岛素抵抗贯穿2型糖尿病病程的始终，很多患者胰岛素抵抗很严重，这就是给了此类患者大剂量的胰岛素，血糖还是降不下来的原因之一。

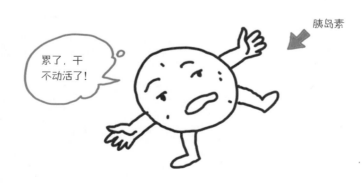

胰岛素

累了，干
不动活了！

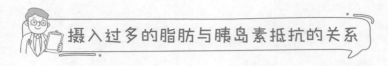

导致胰岛素抵抗最重要的原因就是摄入脂肪太多!

有人认为这个说法很奇怪,糖尿病不应该是吃糖吃多了吗?

实际上,吃糖并不能导致糖尿病,摄入过多的脂肪才是对胰腺最大的伤害!

因为就算体内过多摄入糖分,胰岛素也会把糖转换成脂肪。脂肪过多本身就可以促进胰岛素抵抗的发生和发展,沉溺于高脂饮食的人不仅存在变成胖子的高风险,他们体内某些组织的胰岛素受体数量也较少,并且更容易发展成胰岛素抵抗。

所以说摄入过多的脂肪会造成胰岛素抵抗的加重,也是导致胰岛素抵抗的罪魁祸首之一。

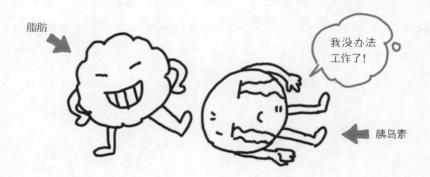

糖尿病
该怎么检查

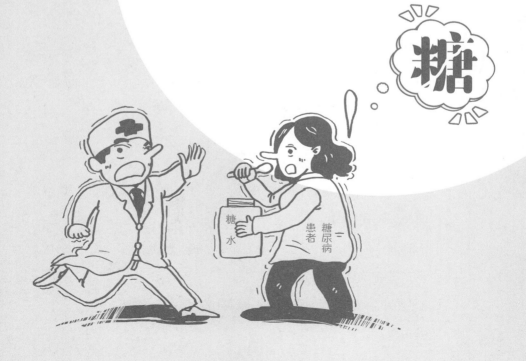

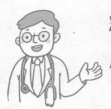

糖尿病需要做哪些检查

糖尿病诊断的"金标准"——血糖

血糖高不等于糖尿病

得了糖尿病第一件事当然就是测血糖了。糖尿病的诊断，不像其他内科疾病那么复杂，单独血糖这一项就可以诊断糖尿病的存在。但是有时候血糖数值的变化很大，要诊断糖尿病的话，需排除很多引起血糖升高的继发原因。

在合并以下情况时，也可表现为血糖升高。

（1）肝脏疾病，如肝炎、肝硬化等。

（2）应激状态下的急性感染、创伤、脑血管意外、烧伤、心肌梗死、剧烈疼痛等。

（3）饥饿和慢性疾病。

（4）使用某些药物，如糖皮质激素、利尿药、女性口服避孕药、烟酸、阿司匹林、吲哚美辛（消炎痛）等。

（5）一些内分泌疾病，如肢端肥大症、皮质醇增多症、甲状腺功能亢进症等。

（6）胰腺疾病，如胰腺炎、胰腺癌。

因此，体检发现血糖升高时，要先排除引起血糖升高的上述因素才可诊断为糖尿病。

表1 糖尿病诊断标准

mmol/L

		静脉血浆葡萄糖	
		空腹血糖（FPG）	口服葡萄糖耐量试验（OGTT）中2小时血糖（2hPG）
正常		<6.1	<7.8
糖尿病前期	空腹血糖受损（IFG）	6.1~7.0	<7.8
	糖耐量异常（IGT）	<7.0	7.8~11.1
糖尿病		≥7.0	≥11.1

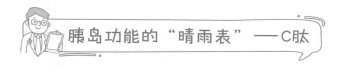

胰岛功能的"晴雨表"——C肽

胰岛素镜中的画像——C肽

糖尿病患者需要做的第二项检查就是C肽。什么是C肽？

胰腺在分泌胰岛素的同时，首先会合成一种胰岛素前体物质——胰岛素原。胰岛素原在酶的作用下，裂解为一个分子的胰岛素和一个分子的连接肽，这一连接肽简称为C肽。

C肽和胰岛素是等分子关系，分泌几个胰岛素分子，同时必然分泌几个C肽分子。

　　C肽虽然没有胰岛素的功能，不能降低血糖，但是它稳定，不受其他因素影响，是反映胰岛功能好坏的绝佳助手。通过测定血液中C肽的水平，便可以推算血液中胰岛素的含量，以便了解机体胰岛素的分泌情况。

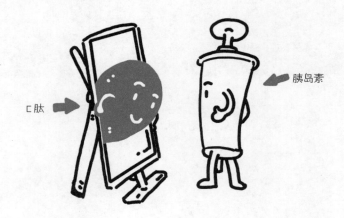

C肽

胰岛素

测定C肽的作用

　　C肽不受胰岛素抗体的干扰，与测定胰岛素无交叉免疫反应，也不受外源胰岛素的影响。对接受胰岛素治疗的患者测定C肽，可以判断其胰腺的胰岛素分泌功能。这是医生们了解患者胰岛功能最好的助手。

　　对于健康人来说，为了解胰岛功能，多需要做口服葡萄糖耐量试验（OGTT），了解空腹和服糖刺激后不同时间的C肽水平。为全面了解体内胰岛素的情况，通常在患者做OGTT试验中的30分钟、1小时、2小时、3小时采血化验C肽的值。

　　正常人空腹C肽值波动在合理区间内，不高也不低，餐后C肽值最高峰应该出现在餐后1小时，可达到空腹值的5~6倍。

1型糖尿病患者的C肽水平是很低的。2型糖尿病患者的C肽水平大多数是偏低的，也可以正常，也可以超过正常值，但是通常来说C肽高峰出现得较晚。如果空腹的C肽值过高，则明显提示胰岛素抵抗。

C肽是内分泌科医生的一大助手，有了C肽就可以了解胰腺分泌胰岛素的功能，以便帮助医生来预估患者的病情和预后，称得上是起了大作用。

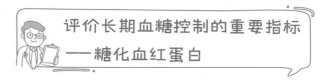

评价长期血糖控制的重要指标
—— 糖化血红蛋白

稳如泰山的糖化血红蛋白

糖化血红蛋白是葡萄糖与血红蛋白上的游离氨基酸发生非酶促反应形成的，即成熟的红细胞中血红蛋白被糖基化，血红蛋白与葡萄糖形成牢固的结合体。

换句话说就是血糖天生就和血红蛋白很好，血液中的葡萄糖容易和血红蛋白结合，血红蛋白又在红细胞中，这种血糖和血红蛋白的结合体称为糖化血红蛋白。

血糖和血红蛋白的结合过程非常缓慢，一旦结合上了就不容易发生变化，这种结合在2周后成为不可逆的，所以糖化血红蛋白要比血糖稳定得多，不像血糖那样变化多端。

很多人就在糖尿病的边缘，但实际上检测一次血糖还不太高，这时候糖化血红蛋白就起到了很大的作用，为什么这么说呢？因为短时间内的血糖升高，不会影响糖化血红蛋白水平的升高；短时间内的血糖降低，同样也不能使糖化血红蛋白的水平下降。由于红细胞的寿命约为120天，故糖化血红蛋白的结果能反映2~3个月的平均血糖的变化情况。

具体地说，血糖仅代表抽血时瞬间血糖的变化，糖化血红蛋白则代表近3个月血糖的平均水平。由此可见糖化血红蛋白的重要性和稳定性。

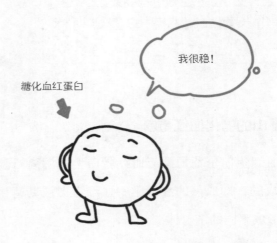

糖化血红蛋白

我很稳!

测定糖化血红蛋白的作用

糖化血红蛋白已被列入常规判断糖尿病病情长期控制好坏的重要参考指标。糖化血红蛋白在正常范围内，代表着近期血糖控制得比较理想。糖化血红蛋白的含量受血糖浓度影响，血糖浓度越高，血液中糖化血红蛋白含量就越多。糖化血红蛋白可帮助医生和患者了解抽血前较长一段时间内糖尿病病情控制情况，它给医生提供了诊疗和合理用药比较可靠的客观指标。

糖化血红蛋白还可用于糖尿病的早期诊断和鉴别诊断，健康人糖化血红蛋白值为4%~6%。糖化血红蛋白是评价长期血糖控制的金指标，是指导临床调整治疗的重要依据，也是内分泌科医生观察血糖高低最有力的帮手。

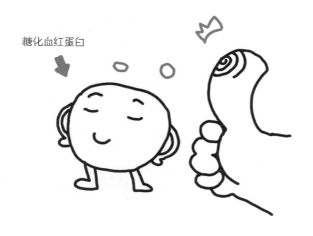

糖化血红蛋白

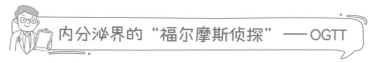

内分泌界的"福尔摩斯侦探"——OGTT

什么是OGTT？前文多次提到OGTT，OGTT中文名叫口服葡萄糖耐量试验，该试验主要用于检测人体在口服葡萄糖后，各个时间段血糖升高的情况，以了解胰岛功能和机体对血糖调节的能力。

有一些糖尿病患者，虽然餐后血糖水平高，但是空腹血糖尚在正常范围内，这种类型的患者如果光靠空腹血糖检测是诊断不出糖尿病的，结果是这种患者往往会漏诊。看起来空腹血糖正常的人，实际上有可能已经得了糖尿病，所以这时就需要做OGTT试验来明确糖尿病的诊断。

对于这类易漏诊人群，医生们发明了这个试验，世界卫生组织糖尿病专家委员会推荐以成人口服75g葡萄糖后2小时的血糖情况来判断有无糖尿病，这就是我们现在所说的口服葡萄糖耐量试验。用此项试验还可诊断糖尿病前期轻度高血糖即糖耐量受损的患者。

所以这个试验堪称内分泌界的"福尔摩斯侦探"，能发现很多被漏诊的糖尿病患者，让这些患者及早知晓自己是否得了糖尿病，越早治疗，越早干预，获益越大。

表2　OGTT试验参考值

mmol/L

	空腹血糖	负荷后2小时血糖
正常血糖	<6.1	<7.8
空腹血糖受损	6.1~7.0	<7.8
糖耐量异常	<7.0	7.8~11.1
糖尿病	≥7.0	≥11.1

通过这张详尽的表格，大家就能明白自己是否得糖尿病了。最近几年医学研究表明，空腹血糖最好控制在5.6mmol/L以下，空腹血糖超过5.6mmol/L，就必须高度警惕。

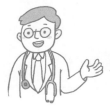

血糖达标有什么好处

现在有很多糖尿病患者都是在体检时无意中发现血糖增高的。即便现在医疗系统很发达，医疗知识普及很广泛的情况下，仍然有很多糖尿病患者认为，糖尿病就应该跟着自己的感觉走，没什么症状就不用治疗了，有症状才需要治疗。

还有些人甚至说出了一句看似很有道理的话："人不能为了指标而活着！"这些歪理，有时候让医疗工作者哭笑不得。毋庸置疑，这些歪理都是站不住脚的。

很多糖尿病患者不以为然，那现在就来说一说血糖高究竟可以引发哪些可怕的疾病。

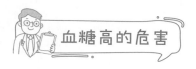

脑血管疾病

以缺血性脑血管病为多，是糖尿病患者致残、早衰及早亡的主要原因！

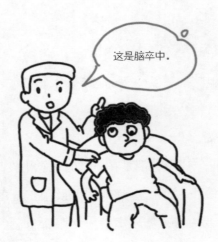

心血管疾病

冠心病、心力衰竭。

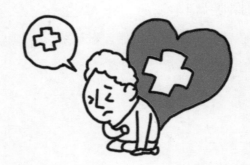

残疾

糖尿病足是糖尿病并发症
之一，且极易导致残疾。

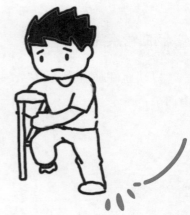

🧴 肾脏疾病

肾功能衰竭，预计不久以后，糖尿病性肾病将成为肾功能衰竭的首要原因。

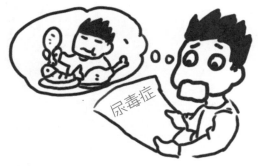

🧴 眼底疾病

糖尿病视网膜病变是糖尿病患者致盲的主要原因，也是国内患者失明最主要的原因。

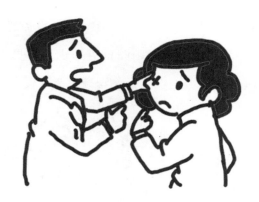

糖尿病还有其他并发症，糖尿病能造成的并发症很多，堪称"万病之源"，具体还有哪些可怕的并发症，后文会有具体的阐释。

当然了，还有一个更重要的危害，那就是在治疗糖尿病及其并发症的过程中，医疗费用也不容小觑！

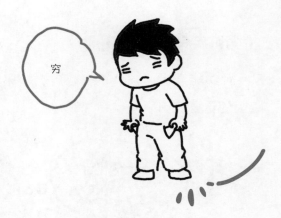

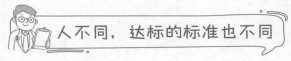

人不同，达标的标准也不同

糖尿病患者血糖控制的目标首先应个体化，需根据患者年龄、病程、预期寿命、并发症或合并症的严重程度综合考虑。

成年人

糖化血红蛋白控制目标为＜7.0％，空腹血糖应该控制在4.4～7.0mmol/L，餐后血糖应在10mmol/L以内。（具体控制数值当具体问题具体分析，遵从自身实际情况和医生建议。）

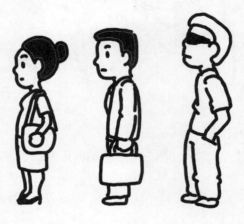

老年患者或病情危重的患者

对那些有严重低血糖史、糖尿病病程长和有严重并发症及合并症的老年患者，可适当放宽标准，如将糖化血红蛋白的目标定为<8.0%。（具体控制数值当具体问题具体分析，遵从自身实际情况和医生建议。）

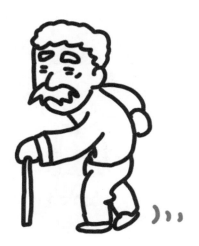

妊娠糖尿病患者

妊娠糖尿病患者要严格控制血糖，比其他人要严格很多。血糖控制的目标是空腹、餐前或睡前血糖在5.3mmol/L左右，餐后1小时血糖<7.8mmol/L，或餐后2小时血糖<6.7mmol/L，糖化血红蛋白尽可能控制在6.0%以下。（具体控制数值当具体问题具体分析，遵从自身实际情况和医生建议。）

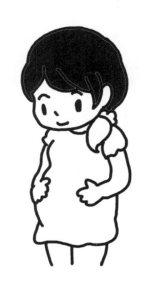

🧴 患1型糖尿病的儿童和青少年

血糖控制目标为餐前血糖5.0 ~ 7.2mmol/L，睡前和夜间血糖在5.0 ~ 8.3 mmol/L，糖化血红蛋白<7.5%。如果没有过多的低血糖发生，建议糖化血红蛋白尽可能控制在7.0%以下。（具体控制数值当具体问题具体分析，遵从自身实际情况和医生建议。）

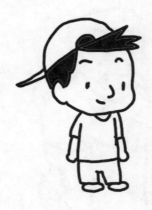

🧴 特殊患儿

对于低血糖风险较高或尚缺乏低血糖风险意识的患儿可适当放宽标准。

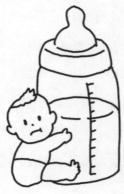

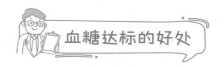

血糖达标的好处

大多数人认为血糖达标的好处就是避免糖尿病并发症的出现。其实除了最大限度地避免糖尿病并发症的出现之外，血糖达标还能带来很多意想不到的好处！

（1）降低将来患其他慢性衰老性疾病的风险，如骨质疏松。

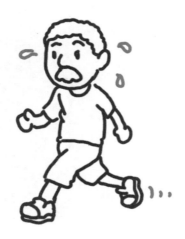

（2）减少肥胖风险，帮助控制体内脂肪。

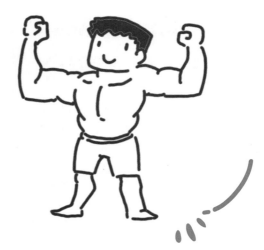

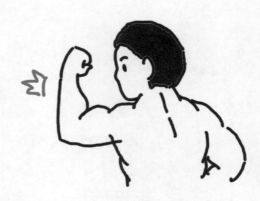

（3）改善精力，
避免疲劳和困倦。

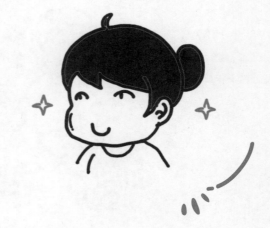

（4）改善皮肤质量。

（5）有利于避免生育相关的麻烦。

（6）降低患某些癌症的风险。

总的来说，血糖达标对患者而言只有好处，没有坏处。

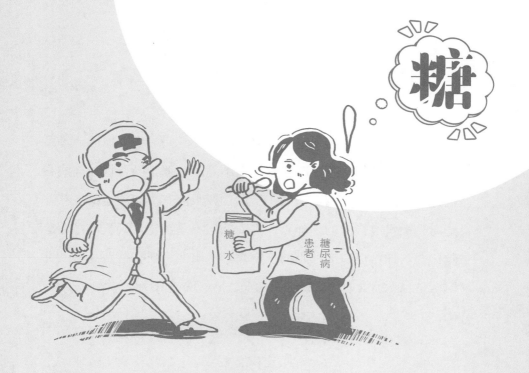

糖尿病
可能影响的靶器官

糖

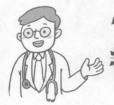

心灵窗户上的灰尘：
糖尿病视网膜病变

眼睛是心灵的窗户，如果心灵的窗户蒙上灰尘之后会怎样呢？

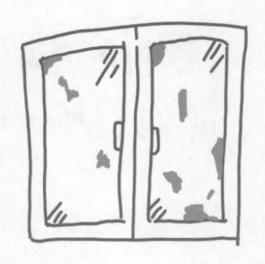

糖尿病视网膜病变是导致糖尿病患者失明的主要原因。许多患者早期往往没有感觉眼睛有什么不舒服，但是随着糖尿病病程的进展，出现看东西不清楚、变形，或眼前有黑影闪过的症状，这时一般没有视力的下降，许多人依然不重视，直到真的"有感觉"时，通常已造成严重的视物模糊、眼底出血，甚至失明，此时医生也无能为力。所以定期检查，早发现早治疗是关键！

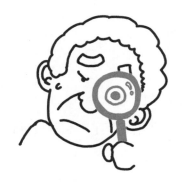

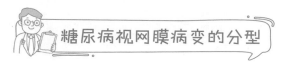

糖尿病视网膜病变的分型

当视网膜病变发生时，医生为患者做的最直接快捷的检查方法就是眼底检查，通常能发现有微动脉瘤、微静脉扩张、出血、渗出、视网膜水肿以及新生血管等改变。

根据病变的严重程度，从医生的专业角度来说，一般把糖尿病视网膜病变分为两大类型：

（1）单纯型（非增殖型），眼底检查时可以看到视网膜出血。

（2）增殖型，危害更大。眼底检查时可以发现视网膜上有新生血管形成，极易破裂导致眼底大量出血、出血机化，最后视网膜剥脱甚至失明。

糖尿病

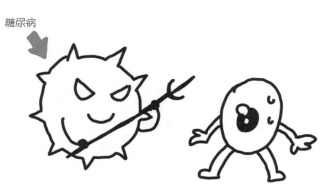

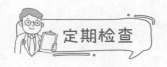

定期检查

　　首先，患者必须控制血糖、血压，改变不良的生活方式。其次，没有眼睛不适的患者也需要定期到眼科进行眼部检查。

　　1型糖尿病患者发病5年后每年检查一次；2型糖尿病患者应从发现糖尿病起，每年检查一次。无视网膜病变的患者，可以半年至1年复诊一次。有视网膜病变的患者，应3个月至半年复查一次，让眼科医生给予专业的治疗或者预防措施。

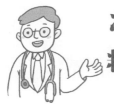

凉麻刺痛的背后：糖尿病周围神经病变

凉麻刺痛的背后意味着什么？可能是糖尿病周围神经病变惹的祸！

所谓"周围神经"是指脑和脊髓以外的所有神经，支配着人体的感觉、运动以及内脏活动。

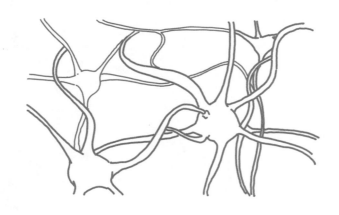

糖尿病周围神经病变是糖尿病最常见的慢性并发症，一半以上的糖尿病患者都合并有周围神经病变，更可怕的是，有约1/5的患者在糖尿病确诊前就已经存在神经病变。所以，糖尿病患者一旦有以下症状，就需警惕，并及时就医。

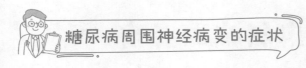
糖尿病周围神经病变的症状

早期症状一般以感觉障碍为主，多数患者出现的是对称性的疼痛和感觉异常，下肢的症状比上肢更严重。

感觉异常是怎样的呢?

患者有"穿袜子或戴手套样""踩在棉花上""蚂蚁或虫子爬过""发热""触电"等感觉，这种感觉多数是从脚趾上行到膝盖。感觉障碍较严重的患者，甚至出现下肢关节痛、溃疡，像是"针刺""烧灼""钻进骨头里"的痛。有时候患者还会出现触觉过敏，比如棉被压在身上都浑身不舒服，必须要把被子支撑起来。

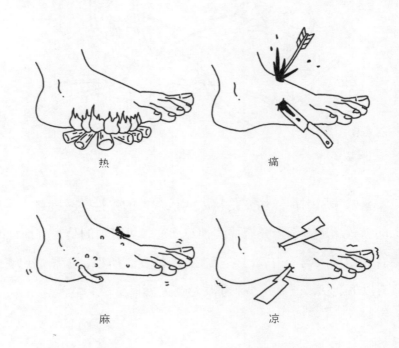

热　　　　　　　　　痛

麻　　　　　　　　　凉

到了后期，患者的感觉重度减退甚至消失，如果影响到运动神经，还会出现肌肉萎缩、神经性关节病。少数患者会出现单侧或局部的神经分布位置的疼痛，如股、髋和臀部的疼痛。

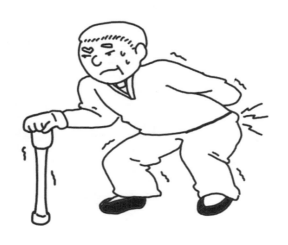

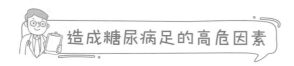

造成糖尿病足的高危因素

由于感觉障碍，患者的足部对温度、疼痛不敏感，有可能会在不自知的时候发生烫伤、割破等意外情况，严重者甚至会发展成糖尿病足（存在截肢风险）。所以已合并糖尿病周围神经病变的患者要尽早用药治疗，加强足部护理，穿着合脚的鞋袜，每天检查足跟、足底、趾缝有无溃破、裂口或干裂、真菌感染，发现后尽早处理或就医。

高血糖是导致糖尿病周围神经病变的主要原因，首先严控血糖是防治糖尿病周围神经病变的基础，其次要戒烟、限酒，养成健康的生活方式，最后是定期筛查，做到早期防治。

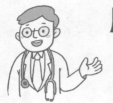

尿里有蛋白，你要留意了：糖尿病肾病

　　肾脏是人体重要的排泄器官，而糖尿病肾病是比较"麻烦"的糖尿病并发症，是终末期肾功能衰竭的常见原因，也是1型糖尿病患者的主要死因。对于2型糖尿病患者，其严重程度也仅次于心脑血管疾病。

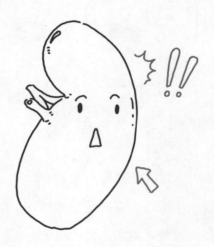

　　多数患者在早期没有明显的症状，少部分患者可表现为尿里泡沫多，而如果能在早期就前往医院就诊，便会发现有持续性的蛋白尿（这里所指的"蛋白尿"一定要先由医生排除其他原因引起的尿蛋白增高）。"冰冻三尺非一日之寒"，随着糖尿病肾病病程的发展逐渐会出现肾功能损害、高血压、水肿等症状，至晚期会出现严重肾功能衰竭、尿毒症，需透析治疗，后果可想而知！

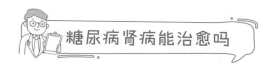

糖尿病肾病能治愈吗

一旦临床症状比较明确且相关指标超过警戒线，糖尿病肾病就难以根治，所以早期预防和控制糖尿病是关键！

糖尿病肾病早期，肾小球损害较轻，无实质性损伤，经严格控制血糖，能改善肾小球基底膜的滤过环境，从而使微量蛋白尿排出减少，甚至可使病情恢复正常。

而糖尿病肾病中晚期，肾小球受损严重，病情发展进入不可逆阶段，治疗可使糖尿病肾病患者尿蛋白的排出有不同程度的改善，延缓病情的发展，但是难以使肾脏病变恢复及肾功能逆转。

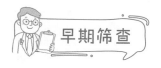

早期筛查

1型糖尿病患者在诊断糖尿病后3～5年进行肾病筛查，2型糖尿病患者初诊时应检查尿常规、尿蛋白、尿肌酐、血肌酐，并计算肾小球滤过率，在确诊糖尿病后每年都应做肾脏病变的筛查。

当然对患者来说，最基本的检查是尿常规，简单、快捷、便宜，又能筛查出一部分病变，条件允许可做尿蛋白与肌酐比值检查，不管蛋白排泄程度如何，至少每年检测血肌酐及计算肾小球滤过率。

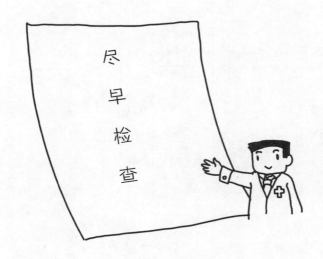

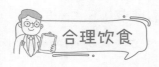
合理饮食

合理的饮食，能延缓病情进展。

首先，坚持优质低蛋白饮食。蛋白质应控制在每天每千克体重0.6~0.8g，且以易消化的鱼类、猪瘦肉为佳，植物蛋白不易吸收，会增加肾脏负担。

其次食盐摄入量应在每天6g以内，菜肴应尽可能味淡一些。

另外，患者应节制含钾饮料、含钾水果的摄入。摄入充足维生素、微量元素。特别是维生素B、维生素C和锌、钙、铁等。

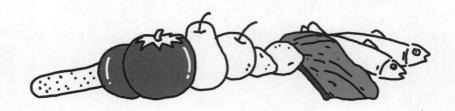

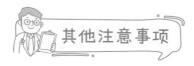

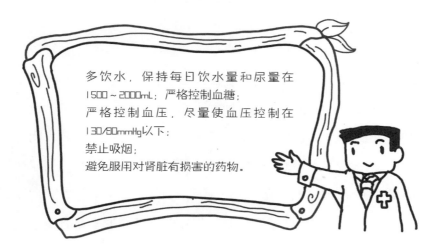

多饮水，保持每日饮水量和尿量在1500～2000mL；严格控制血糖；
严格控制血压，尽量使血压控制在130/80mmHg以下；
禁止吸烟；
避免服用对肾脏有损害的药物。

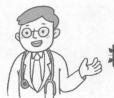

"扎心了，老铁"：糖尿病心血管病变

糖尿病心血管病变包括心脏血管病变、心肌病变、心脏自主神经病变和冠状动脉粥样硬化性心脏病（简称冠心病），尤以冠心病多见。冠心病是糖尿病患者的主要死因之一，有研究表明，糖尿病死亡患者中，60%～75%的死因是冠心病。并且，糖尿病患者并发冠心病的概率比一般人高2～3倍。在如此严峻的情况下，患者更应该积极采取措施并且配合医生，降低心血管事件发生的风险。

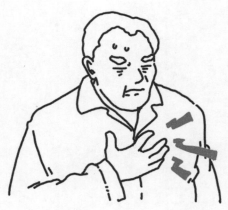

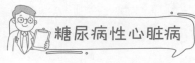

糖尿病性心脏病

糖尿病性心脏病的特点是心肌缺血、缺氧更加严重，并且支配心脏的自主神经也有不同程度损害，因此，糖尿病性心脏病的严重程度不容小觑。

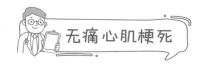

无痛心肌梗死

无痛心肌梗死是心血管系统较为严重的自主神经病变。由于自主神经损害，即使有严重的心肌缺血，也不会有心绞痛发作，约40%的糖尿病合并心脏病出现无疼痛性心肌梗死，可导致严重心律失常、心力衰竭、心源性休克，甚则猝死。大多数出现无痛心肌梗死的患者是老年人，老年患者糖尿病病程较长，通常有不同程度的自主神经损害，心肌退行性变化，对疼痛不敏感，所以50岁以上的糖尿病患者，更应该积极关注心脏功能，需每年做一次冠心病并发症的筛查。

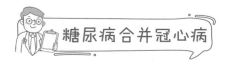

糖尿病合并冠心病

糖尿病合并冠心病，病情复杂，临床症状常常不典型、出现部位可能不明确，比如心肌梗死时无明显胸痛，而感觉上腹部或前胸不适。当疾病发展至严重时，才爆发出一系列危重的临床症状，耽误治疗甚至抢救，危及生命！

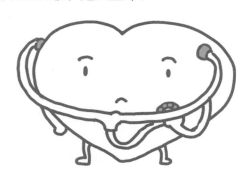

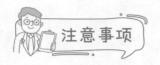

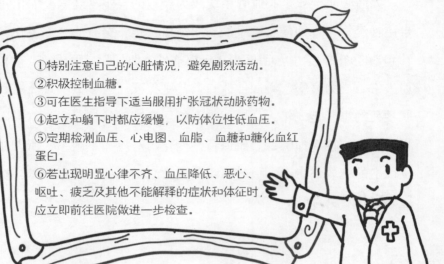

①特别注意自己的心脏情况，避免剧烈活动。

②积极控制血糖。

③可在医生指导下适当服用扩张冠状动脉药物。

④起立和躺下时都应缓慢，以防体位性低血压。

⑤定期检测血压、心电图、血脂、血糖和糖化血红蛋白。

⑥若出现明显心律不齐、血压降低、恶心、呕吐、疲乏及其他不能解释的症状和体征时，应立即前往医院做进一步检查。

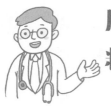

脑血管里的"洪水泛滥"：糖尿病脑血管病变

"洪水猛兽"之脑卒中

糖尿病患者常伴有脑血管的损害，常见的有出血性脑血管病和缺血性脑血管病，即脑血管里的"洪水泛滥"和"河流阻塞"。其中以脑动脉粥样硬化所致的缺血性脑病，如脑梗死，最为常见。什么是脑卒中呢？脑卒中分为出血性和缺血性，前者如脑出血，后者如脑梗死。脑卒中在医学上的专业解释是"一组以突然发病的，局灶性或弥漫性脑功能障碍为共同特征的脑血管疾病"，简单来说，就是急性的脑血管病，通俗来讲即"中风"，具有发病率高、死亡率高、致残率高的特点。

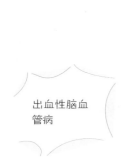

出血性脑血管病

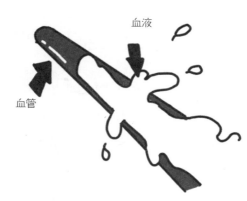

血液

血管

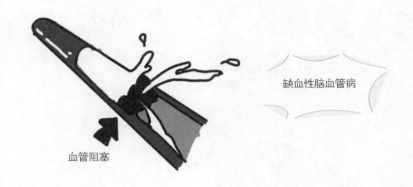

缺血性脑血管病

血管阻塞

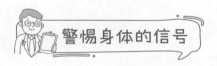

警惕身体的信号

糖尿病患者有以下症状时，就该警惕"中风"！突然感到眩晕或头痛，突然感到一侧面部或肢体麻木，突然的语言障碍、单侧视力障碍，不明原因突然跌倒等，有的时候症状仅持续数分钟、数小时便消失，许多患者对此忽视，认为不是什么毛病，这其实是身体对患者敲响的警钟，必须引起足够的重视，及时前往医院接受正规治疗。

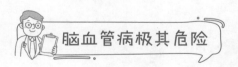

脑血管病极其危险

我国居民脑卒中发病者的2/3由60岁以上的老年人构成，而高血压与脑卒中的发生密切相关。糖尿病患者缺血性脑血管病的危险性是非糖尿病患者的2倍，脑卒中急性期控制高血糖能减轻脑损害的严重性。

因而40岁以上的糖尿病患者，尤其是有高血压、冠心病、血脂异常、肥胖、吸烟、久坐，以及有脑卒中家族史等高危因素的糖尿病患者，至少每年去医院对心脑血管有无病变情况进行评估，以降低脑血管意外事件的风险。

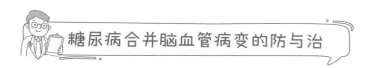

糖尿病合并脑血管病变的防与治

首先应尽可能将血糖水平控制在正常范围。其次，2型糖尿病合并脑血管病的其他危险因素，如高血压、高血脂、肥胖、吸烟、久坐等，则必须尽力纠正，推荐40岁以上且合并以上危险因素的糖尿病患者，将服用阿司匹林作为预防措施，以有效预防心脑血管的意外事件。有研究表明，阿司匹林可以降低约20%脑卒中的发生率，但是有消化道溃疡、出血倾向、心力衰竭、肝功能衰竭、肾功能衰竭的患者禁用阿司匹林。一旦发生脑卒中，应立即前往医院处理，以减轻危害。最后，一旦病情稳定，应及早对患侧肢体开始功能性锻炼，也可配合中医针灸、推拿等疗法，提高患者生存质量。

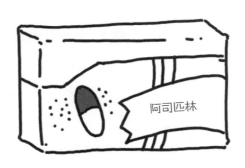

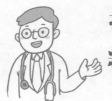

提前"退休"的双腿：
糖尿病下肢血管病变

糖尿病下肢血管病变是2型糖尿病常见的大血管并发症之一，患者的病变多发生于膝以下的胫、腓动脉，由于下肢血管的分支少，血管狭窄或阻塞后，容易导致足部坏疽，增加截肢的风险。

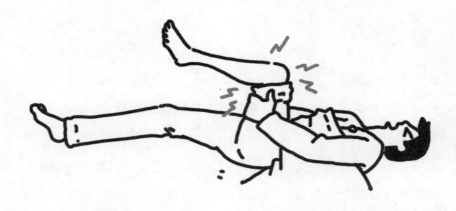

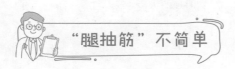

"腿抽筋"不简单

糖尿病患者尤其要注意腿部抽筋的症状，这可能是糖尿病下肢血管病变早期的症状，大多是由于血液一直处于高糖状态，而引起血管壁结构和功能改变。大部分人认为这是缺钙、走路久了或者年纪大了的正常情况，很少有人去医院就诊，但是临床上一旦出现下肢缺血的症状，治疗就相当困难了，有时甚至要截肢。

下肢缺血的症状有哪些呢？间歇性跛行，夜间腿疼，往往伴随肢体发凉感，下肢皮肤表面的温度降低，皮肤色泽呈暗紫色，严重时还会影响走路，最终导致足部溃烂坏死。还有一种症状医学上称为"不宁腿综合征"，是指不论坐位还是卧位，腓肠肌深部总有一种说不出的难受感觉，活动时减轻，安静时又会再现，发作时患者常难以忍受，严重影响休息和睡眠。因此要及早到医院查下肢血流图或下肢血管彩超看有无下肢血管栓塞和血流情况，还可查下肢肌电图以了解原因。

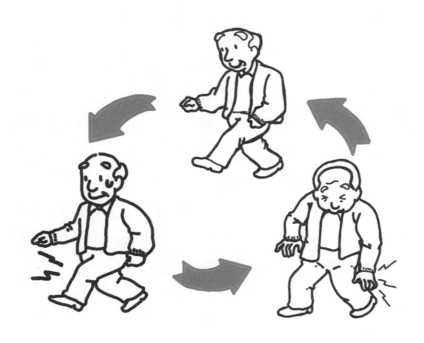

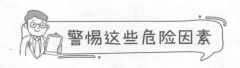

警惕这些危险因素

　　年龄大可导致血管生理老化，也是影响血管病变的因素之一，机制可能是慢性高血糖导致内皮细胞功能障碍。另外，糖尿病患者发生大血管病变的主要危险因素之一是血脂异常，一半的糖尿病患者都会发生血脂异常，其血脂、脂蛋白、纤维蛋白原的异常，是血管并发症形成的基础。总之，血脂异常、病程等因素促进了糖尿病下肢血管病变的发生与发展。因此，糖尿病治疗应采取综合措施，严格控制血糖的同时纠正脂类代谢紊乱，对延缓、减少糖尿病下肢血管病变的进程有重要作用。

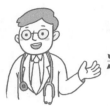

看着揪心，痛得闹心：糖尿病足

糖尿病足是指糖尿病患者由于合并神经病变以及各种不同程度的末梢血管病变，而导致下肢感染、溃疡形成和（或）深部组织的破坏，俗称"老烂脚"。

"老烂脚"严重威胁着糖尿病患者的健康，最常见的后果是慢性溃疡，最严重的结果是截肢。据统计，全球约1.5亿糖尿病患者中，15%以上将在某些时间发生足部溃疡或坏疽。

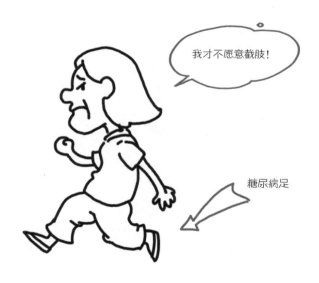

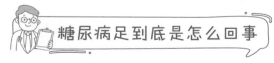

神经病变、血管病变和感染，这些因素共同作用，可导致组

织的坏死、溃疡和坏疽。

首先神经病变可有多种表现，可以形象地理解为神经"缺血"。所造成的感觉减退或消失，使糖尿病患者失去了足部的自我保护，如洗脚时感觉正常一般不会被烫伤，但感觉减退则足部容易受到损伤。糖尿病自主神经病变所造成的皮肤干燥、开裂和局部的动静脉短路，也促使或加重糖尿病足的发生发展。

其次，周围动脉病变是造成糖尿病足的另外一个重要因素，即周围血管不通导致组织缺血。典型症状是间歇性跛行（即上文提到的糖尿病下肢血管病变出现的症状），但可怕的是无明显症状而发生的足溃疡，或在缺乏感觉的足部受到损伤以后，缺血性病变加重了足病变。

最后，糖尿病足溃疡容易合并感染，感染又是加重糖尿病足溃疡甚至是导致患者截肢的因素。

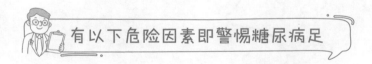

有以下危险因素即警惕糖尿病足

（1）既往有足溃疡史。

（2）周围神经病变和自主神经病变，包括足部麻木、触觉或痛觉减退或消失、足部发热、皮肤无汗、肌肉萎缩、腹泻、便秘、心动过速。缺血性血管病变，包括运动引起的腓肠肌疼痛或足部发凉。

（3）周围血管病变，如足部发凉、足背动脉搏动消失。

（4）足部畸形，如鹰爪足、压力点的皮肤增厚、神经性关节病和胼胝。

（5）糖尿病的其他慢性并发症，如严重肾脏病变，特别是肾功能衰竭以及视力严重减退或失明。

（6）鞋袜不合适。

（7）个人因素，如社会经济条件差者、独居生活的老人、糖尿病知识缺乏者和不能进行有效的足保护者。

虽然糖尿病足不一定能避免，但有效的预防可以延缓糖尿病足的出现，大大地减少截肢的发生，早预防、早发现、早治疗尤其重要。

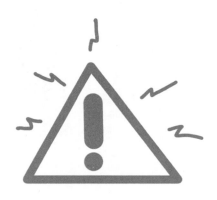

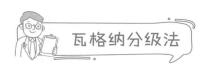
瓦格纳分级法

瓦格纳分级法能准确评估糖尿病足病情的严重程度，对于指导临床医生治疗糖尿病足、减少其致残率和死亡率，有着极其重要的意义。

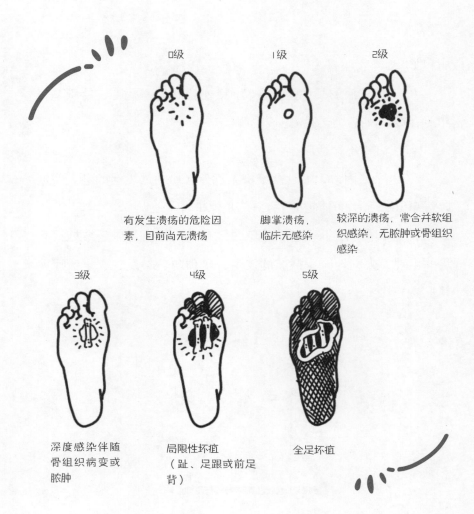

0级
有发生溃疡的危险因
素，目前尚无溃疡

1级
脚掌溃疡，
临床无感染

2级
较深的溃疡，常合并软组
织感染，无脓肿或骨组织
感染

3级
深度感染伴随
骨组织病变或
脓肿

4级
局限性坏疽
（趾、足跟或前足
背）

5级
全足坏疽

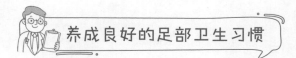

养成良好的足部卫生习惯

（1）每日用温水或柔和的香皂洗足，保持足部清洁。

（2）洗脚前用手测水温（水温以手背皮肤能耐受为宜），绝
对不能用热水泡足而造成烫伤，避免皮肤破损。

（3）足洗净后，应用干毛巾轻轻擦干，包括足趾缝间，切勿
用粗布用力摩擦而造成皮肤擦伤。

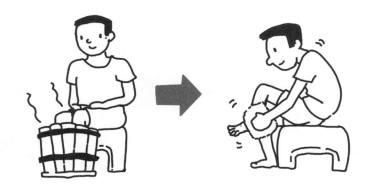

（4）为保护皮肤柔软，不发生皲裂，可涂抹护肤油、膏、霜，但不要涂抹于趾缝间。

（5）每天要检查足跟、足底、趾缝，有无溃破、裂口、擦伤和水疱等，如果发现足部病变应及时求医，妥善处理，切不可等闲视之，贻误了治疗时机。

（6）鸡眼、胼胝不能自行剪割，也不能用化学制剂腐蚀，应由医生处理。

（7）鞋袜要合适、宽松，每天要换袜，最好有两双鞋子更换，以使鞋内保持干燥，穿鞋前应检查鞋内有无砂石粒、钉子等杂物，以免脚底出现破溃。

（8）忌烟酒，对防治血管病变和神经病变有益。

（9）尽量避免足部损伤，防止冻伤、挤伤，选择适当的体育锻炼项目，将损伤的危险因素降到最低限度。

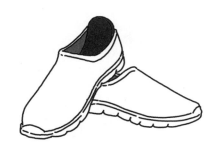

骨折了，是因为缺钙吗：糖尿病合并骨质疏松症

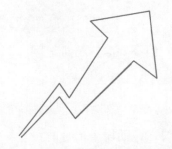

糖尿病与骨质疏松症的发病率逐渐增高，并且这两种都是老年性高发疾病。骨质疏松症根据病因分为原发性、继发性，而糖尿病合并骨质疏松症属于继发性骨质疏松，专业的定义是指糖尿病患者体内代谢因素的改变导致骨组织结构发生改变而致骨量减少，易于骨折的一种全身代谢性疾病。尤其对2型糖尿病患者的危害更大，甚至造成严重的经济负担。

跟大多数慢性代谢疾病一样，骨质疏松症患者早期常常没有明显自觉症状。当出现背痛、变矮、驼背时，大多数老年患者都认为是"年纪大了""缺钙""正常现象，不要紧"。尤其是糖尿病合并骨质疏松症时，上述症状易被其他并发症掩盖，而无法引起患者及医生的重视，往往发展到极严重的骨质疏松，甚至发生骨折后才被发现。骨折不仅增加了患者、社会的经济负担及糖尿病的治疗难度，而且可增加糖尿病患者的病死率。因此，糖尿病合并骨质疏松症的预防和治疗刻不容缓。

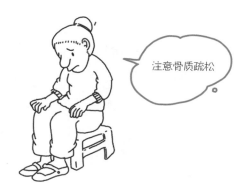

糖尿病发病机制复杂，其继发骨质疏松症的机制亦不明确，但糖尿病病程、性别、体重指数、糖尿病合并症及治疗药物等因素都可以影响骨密度，使患者易发生骨质疏松症。因此，控制血糖和糖尿病并发症对预防糖尿病性骨质疏松症非常重要。

另外合理膳食，适当补充钙质和维生素D，增加日晒和适当运动，均有利于骨质疏松症的预防和治疗。

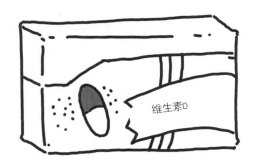

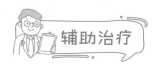

糖尿病合并骨质疏松症，与单纯骨质疏松症的治疗方法类似。运动疗法和物理疗法都可作为辅助治疗。运动治疗即早期进

行健康、规律的锻炼，并持之以恒，保持每周至少3次且不少于半小时的活动，对增加骨矿物质的含量大有益处，尤其是能提高老年人的骨骼强度、降低摔倒的风险。物理疗法，如光疗、微波及磁场疗法等，同样有益，能改善局部血液循环，促进骨细胞代谢，预防小腿深静脉血栓形成，从而改善骨质疏松。目前，临床上常用的是低强度脉冲超声治疗。

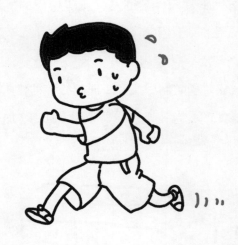

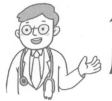

你真的"性福"吗：糖尿病合并性功能障碍

　　糖尿病和性功能障碍有关系吗？许多人认为这是两个"风马牛不相及"的疾病，但真的没有关系吗？并不是，只是糖尿病患者常常选择忽视或者难以开口罢了。大多数男性糖尿病患者都有阳痿、早泄、性欲低下等性功能障碍，女性患者则有月经紊乱等，可与糖尿病症状同时出现，但多在糖尿病症状之后出现，这就是糖尿病合并性功能障碍的表现。医学认为糖尿病对性功能的影响可能与血管病变、骨盆自主神经病变有关。

糖尿病合并性功能障碍的具体影响

　　（1）导致性激素分泌障碍。

　　（2）影响精子的产生和功能障碍。

　　（3）引起阴茎勃起功能障碍。

备受关注的治疗

　　这大概是大家最关心的一个问题。糖尿病合并性功能障碍的治疗方法依旧与一般性功能障碍差不多。首先，还是必须控制好血糖，去除病因，其他疗法包括心理治疗、激素替代治疗、口服药物治疗、借助器械治疗等，中医治疗多从滋补肝肾、填补肾精入手。

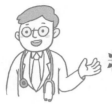

胃，你怎么了：糖尿病性胃轻瘫

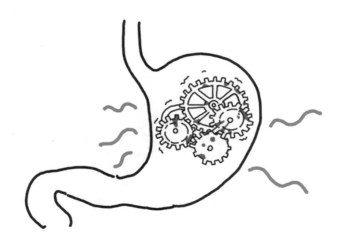

糖尿病性胃轻瘫知多少

　　糖尿病性胃轻瘫是继发于糖尿病的以胃自主神经功能紊乱，而引起的胃动力低下为特点的临床综合征。大多数患者并无明显的临床症状，较少患者存在早饱、恶心、呕吐、腹胀等，症状严重程度因人而异，同一患者的症状程度，亦受多方面因素影响，可出现胃食管反流症状（如反酸、反食、烧心等），严重者可出现反流性食管炎。腹痛、便秘、腹泻等症状也常见。

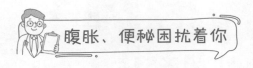

腹胀、便秘困扰着你

　　血糖对胃肠道排空及肠道运动有重要影响。高血糖可减慢糖尿病患者的胃排空，降低胃窦部收缩幅度及减少收缩频率；还可影响胃电的起搏，使胃电节律紊乱。因而，胃液分泌减少，排空延迟，张力下降或无力，还容易发生胃轻瘫，致使固体食物排入十二指肠困难，同时肠蠕动也明显缓慢，这就是糖尿病患者经常主诉胃口不好、腹胀的原因。

　　另外，老年人本身由于神经、心理因素的影响，易发生排便困难；再加上糖尿病使胃、肠动力和分泌出现障碍，更易出现和加重便秘，与此同时会发生许多严重的并发症，如合并心脑血管病时，因便秘用劲排便可引起脑血管破裂、心源性猝死、肠破裂穿孔等。因此，糖尿病患者要倍加关注便秘问题。

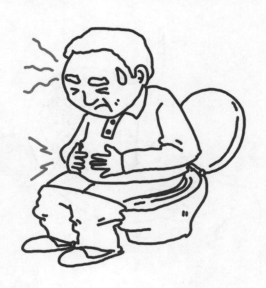

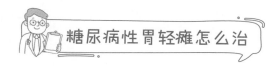

糖尿病性胃轻瘫怎么治

糖尿病性胃轻瘫患者需要服用胃动力药3个月以上。胃动力药中甲氧氯普胺（胃复安）和多潘立酮（吗丁啉）的缺点是副作用较大，患者难以长期坚持服用。西沙必利对胃排空的作用比胃复安强，又是作用于全消化道的促动力药物，对缓解便秘也有好处，因此是目前治疗糖尿病性胃轻瘫的最佳药物。当然，需在专业医生指导下用药。

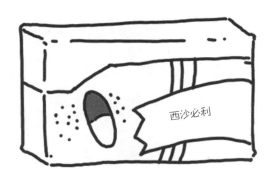

西沙必利

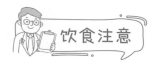

饮食注意

坚持饮食治疗，少量多餐，每日6~8餐，以弥补三餐进食量不足。不应选择太干、太硬和富含粗纤维的食物，尽量将食物加工成稀、软质地。如果病情严重，可以将食物混合搅碎成浆（糜）状，以利于消化吸收，并使食物易于通过胃肠道。进食适量富含水溶性纤维的食物如魔芋、水果、藻胶等，以利于胃肠蠕动。

少吃高脂食物，以免影响胃的排空。刺激性食物、生冷食物等会影响胃排空或损伤胃黏膜，应尽量避免。在糖尿病性胃轻瘫症状较重时应适量限制纤维素的摄入，在症状缓解、血糖控制良好后，可以恢复高纤维膳食。作为糖尿病的并发疾病，饮食要求也要和糖尿病一样，以控制血糖。

急性并发症

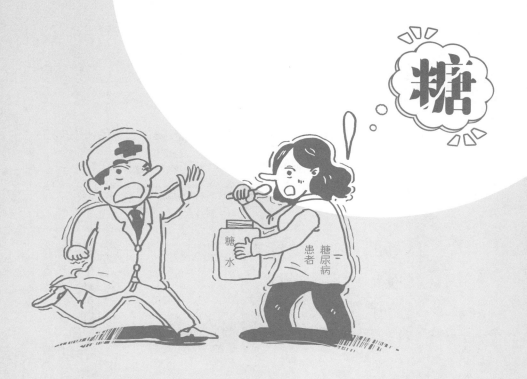

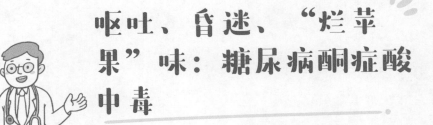

呕吐、昏迷、"烂苹果"味：糖尿病酮症酸中毒

　　糖尿病酮症酸中毒是糖尿病最常见的急性并发症，患者体内严重缺乏有效胰岛素，组织不能有效利用葡萄糖造成血糖升高，同时，脂肪分解引起高酮血症和酮尿，导致血液呈酸性，出现代谢性酸中毒、明显脱水，严重者出现不同程度的意识障碍及昏迷，甚至导致死亡。幼龄或高龄、昏迷、低血压的患者死亡率尤其偏高。

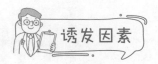

诱发因素

　　（1）感染：当糖尿病伴发急性严重感染如肺炎、皮肤疖痈、急性胰腺炎、胆囊胆管炎、腹膜炎、败血症等。

　　（2）饮食失调：饮用大量糖饮料，或食用过多的高糖、高脂食物。

　　（3）应激：创伤、手术、呕吐、腹泻、急性心肌梗死、心力衰竭、脑卒中、糖皮质激素治疗。

　　（4）精神创伤。

　　（5）妊娠与分娩。

（6）胰岛素治疗
中断或不适当减量。

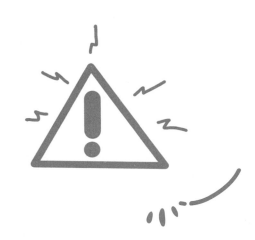

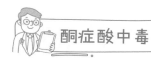

酮症酸中毒症状

　　酮症酸中毒通常起病缓慢，一旦出现呕吐，则疾病进展迅速加快，甚至在数小时内就有死亡风险。早期征象包括烦渴口干、尿频、高血糖、高尿酮。随后，其他症状渐渐出现，患者持续感到乏力、皮肤干燥或者潮红、恶心、呕吐、腹痛、呼吸困难、呼气有"烂苹果"味、难以集中注意力或神志不清，甚至出现昏迷。酮症酸中毒是非常危险、严重的疾病。如果出现了上述症状请立即就医！

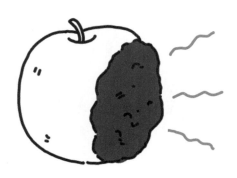

糖尿病酮症酸中毒需要做的检查

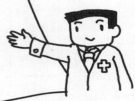

①血糖：多>13.9mmol/L；

②尿酮、尿糖：强阳性；

③血酮：一般≥3mmol/L有诊断意义；

④动脉血pH：血pH<7.3；

⑤其他检查：电解质、血尿常规、心电图等；

患者及时前往医院就诊，专业医师会为患者做系统的检查。

 ## 如何预防急性酮症酸中毒

（1）掌握糖尿病的基本知识，一旦怀疑糖尿病酮症酸中毒，应尽早到医院就诊检查。

（2）坚持合理应用胰岛素和口服降糖药，不可随意减量、加量甚至停药。

（3）控制诱发糖尿病酮症酸中毒的因素，保持良好的情绪，防止饥饿，预防脱水。

（4）糖尿病患者需常测血糖，有条件者可自我监测。

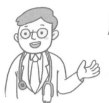

脱水、尿多、血压低：高血糖高渗状态

高血糖高渗状态是糖尿病的严重急性并发症之一。大多发生于2型糖尿病老年患者身上。它的主要原因是胰岛素相对缺乏。大多数患者胰岛β细胞残留有一定的功能，这些残留的胰岛β细胞功能足以抑制脂肪分解，但不能使葡萄糖的利用正常进行。因此，多数患者只有血糖明显升高，而无糖尿病酮症酸中毒。

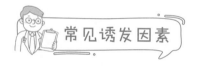

常见诱发因素

（1）应激，如感染、外伤、手术、急性心肌梗死、脑卒中等。

（2）服用大量高糖饮料，不明情况时大量输入葡萄糖液，或采用含糖溶液的血液或腹膜透析。

（3）大量服用噻嗪类利尿剂。

（4）脱水，因胃肠道疾病所致呕吐、腹泻及大面积烧伤等，导致患者水的摄入量不足或失水过多。

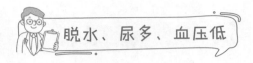

脱水、尿多、血压低

起病比较隐匿、缓慢。早期有口渴、多饮、多尿、疲乏无力表现。随着脱水加重，出现血压低、反应迟钝、表情淡漠，直至意识障碍。查体有脱水、口唇干燥、皮肤弹性差、眼窝塌陷、心动过速、腱反射减弱症状。检查的特点是血浆渗透压明显升高，血糖高，而尿酮、血酮为阴性或弱阳性。

如何预防高血糖高渗状态

要掌握糖尿病的基本知识，一旦怀疑此病，应尽早到医院就诊检查；定期监测血糖，保持良好的血糖控制；老年人口渴感减退，要保证充足的水分摄入，鼓励主动多喝水；糖尿病患者因其他疾病，需脱水治疗时要监测血糖、血钠和渗透压；糖尿病患者发生呕吐、腹泻、烧伤、严重感染等疾病时要保证供给足够的水分。

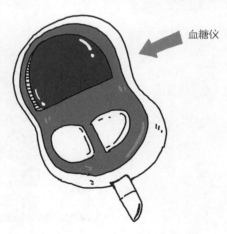

血糖仪

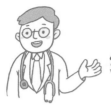

头痛、腹痛、口唇发绀：乳酸性酸中毒

乳酸性酸中毒有明显的酸中毒表现，跟酮症酸中毒的症状有些类似，比如都会疲乏无力，不明原因的厌食、恶心、呕吐，呼吸大且深。但是大多数的乳酸性酸中毒患者都有服用双胍类药物的药史，有嗜睡的症状。实验室检查除了发现明显的酸中毒，血酮、尿酮不升高，血乳酸水平升高。

引起乳酸性酸中毒的原因

乳酸性酸中毒主要见于乳酸产生过多、清除减少或二者兼有的情况。

乳酸产生过多见于休克和左心功能不全等，呼吸衰竭和严重贫血等，以及某些与糖代谢有关的酶系的先天性缺陷。乳酸清除减少主要见于肝功能不全和肾功能不全患者。

临床上，大多数的乳酸性酸中毒患者均不同程度地同时存在着乳酸生成过多及清除障碍。

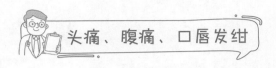

头痛、腹痛、口唇发绀

在临床上，主要发生于长期或过量服用苯乙双胍（降糖灵）并伴有心、肝、肾疾病的老年患者。在发病的开始阶段，这些基础疾病的症状常掩盖了乳酸性酸中毒的症状，以致难以确定。其临床症状和体征无特异性。

乳酸性酸中毒一般发病较为迅速，主要表现为不同程度的代谢性酸中毒的临床特征，轻症可仅有乏力、恶心、食欲降低、头昏、嗜睡和呼吸稍深且快的症状。中至重度可有腹痛、恶心、呕吐、头痛、头昏、疲劳加重、口唇发绀、无酮味的深大呼吸至潮式呼吸、血压下降、脱水表现、意识障碍、四肢反射减弱、肌张力下降、体温下降和瞳孔扩大，最后可导致昏迷及休克。

值得注意的是，酮症酸中毒及高血糖高渗状态的患者，尤其是老年患者也常同时并发乳酸性酸中毒，导致病情更加复杂和严重，治疗更加困难。

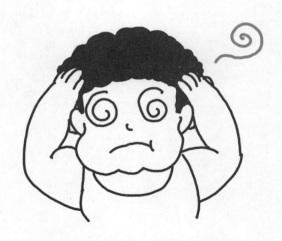

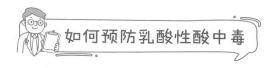

如何预防乳酸性酸中毒

　　最主要的两点是严格掌握双胍类药物的适应证，定期检查肝功能、肾功能、心功能、肺功能。

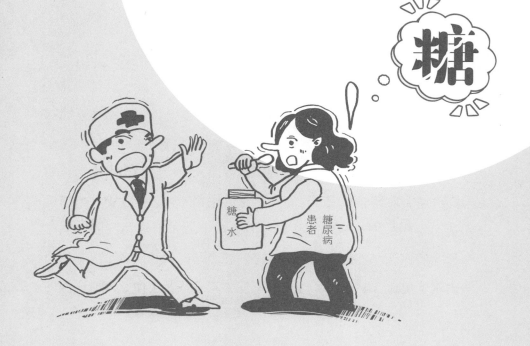

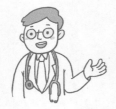

高血压病

相信大家都知道高血压这个病，但是你们知不知道高血压与糖尿病也有关系呢？原来，高血压病是糖尿病的常见伴发病之一。高血压病一经诊断，将终生服药。然而，患者往往不知道自己有高血压病，或者即使知道血压高也认为没必要治疗，但是我们不得不承认，血压高对身体的危害很大，如果不治疗，3~5年便可能会出现心、脑、肾等重要脏器的损害，这时再重视起来往往有些"后悔莫及"。

高血压病与糖尿病对血管的损害

高血压病和糖尿病一样都是"隐形杀手"，两者都是动脉粥样硬化的"元凶"，而糖尿病伴发高血压更是极大地增加了动脉粥样硬化性心脏病、脑卒中、视网膜病变及肾病的危险性。高血压对患者的危害，主要在血管病变方面，而糖尿病患者由于长期高血糖、血糖波动大，已存在严重的血管损害，血管脆性增加，这两种疾病不是简单的叠加，而是产生"雪上加霜"的协同作用，使血管严重损害，病程迅速发展，稍有刺激或者不慎，便会出现脑出血、心肌梗死等危急重症，直接危及生命。高血压病的死亡原因，在我国以脑血管意外（脑卒中）为主，其次为心力衰竭和尿毒症。这与欧美国家以心力衰竭占首位，其次是脑血管意外和尿毒症的情况有所不同。

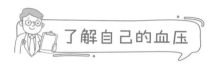

了解自己的血压

糖尿病合并高血压患者应严格控制降压目标，血压应低于130/80 mmHg；老年或伴严重冠心病的糖尿病患者，血压过低时可能会产生不利影响，所以，降压控制目标可放宽至低于140/90mmHg。糖尿病患者就诊时应当常规测量血压，了解自己的血压情况。另外，糖尿病患者容易出现夜间血压增高和清晨高血压现象，建议患者在家里备一个血压计，24小时动态测血压。

糖尿病患者的血压如果超过120/80mmHg，就应该开始遵循健康、规律的生活方式，以防高血压。血压≥140/90mmHg的患者，可以在医生的建议下考虑开始药物降压治疗。糖尿病患者血压≥160/100mmHg或高于目标值20/10mmHg时，应该在医生的专业指导下立即开始降压药物治疗。

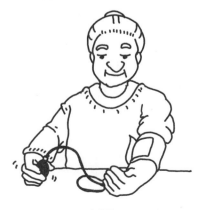

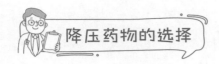

降压药物的选择

　　对于兼有糖尿病和高血压病的患者来说，首选的降压药是血管紧张素转化酶抑制剂或血管紧张素Ⅱ受体阻滞剂，即药名中分别带"普利"和"沙坦"字样的降压药，这两类药物对血糖不会产生影响，可以减少尿微量白蛋白，延缓肾病的发生发展，还可以降低心力衰竭、心肌梗死的发生率。另外还须坚持服药，不能自行停药。

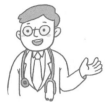

高脂血症

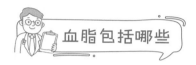
血脂包括哪些

　　血脂是血液中所含脂质的总称，脂质是一大类化学物质，血脂中主要包括胆固醇、甘油三酯、磷脂、脂肪酸等，它们是血液的重要组成部分。容易导致心血管疾病的是胆固醇、甘油三酯，其中对血管造成最严重损害的是胆固醇异常。胆固醇有好有坏，高密度脂蛋白胆固醇是"好"胆固醇，它可以防止动脉粥样硬化，减少心血管疾病的发生，而"坏"胆固醇——低密度脂蛋白胆固醇多了，则会引起动脉粥样硬化。

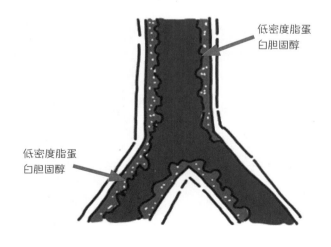

低密度脂蛋白胆固醇

低密度脂蛋白胆固醇

一般血脂测定包括四项，即总胆固醇（TC）、甘油三酯（TG）、高密度脂蛋白胆固醇（HDL-C）及低密度脂蛋白胆固醇（LDL-C）。当脂肪代谢或运转异常使血浆中的一种或多种脂质高于正常时，称为高脂血症，一般为"坏"胆固醇含量增高。血脂异常是指总胆固醇、甘油三酯、低密度脂蛋白胆固醇超过正常范围和高密度脂蛋白胆固醇低下。

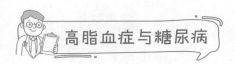

高脂血症与糖尿病

糖尿病是一种全身代谢性疾病，机体胰岛素缺乏或胰岛素的降糖效应下降，而引起血糖异常升高的疾病。其实胰岛素还调控着脂肪和蛋白质，所以糖尿病患者常常也会伴有血脂异常、高脂血症等疾病。

大多数高脂血症患者并无任何临床症状和异常体征的发现，而患者的高脂血症则常常是在进行健康体检或血液生化检验时被发现。血脂代谢异常是引起糖尿病血管病变的重要危险因素！

糖尿病患者每年至少应检查一次血脂（包括TC、TG、LDL-C、HDL-C），接受调脂药物治疗的患者，为了评估药物的疗效，应增加血脂检测的次数，提倡首先降低LDL-C，非HDL-C为其次。研究表明，在没有明显血管并发症的糖尿病患者中，采用他汀类药物降低LDL-C，可以降低心血管事件的发生风险。

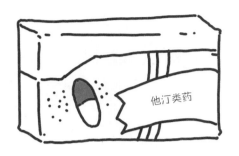

他汀类药

保持健康生活方式，是患者维持合适血脂水平和控制血脂紊乱的重要方式，主要包括减少饱和脂肪酸、反式脂肪酸和胆固醇的摄入，增加ω−3脂肪酸、黏性纤维、植物固醇/甾醇的摄入，减轻体重，增加运动及戒烟、限酒等。

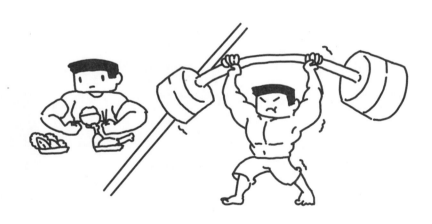

高尿酸血症

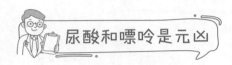

尿酸和嘌呤是元凶

高尿酸血症是嘌呤代谢障碍引起的代谢性疾病。尿酸作为嘌呤代谢的终产物，其排泄障碍是引起高尿酸血症的重要因素。

人体中尿酸80%来源于内源性嘌呤代谢，20%来源于富含嘌呤或核酸蛋白食物。正常人体内血清尿酸浓度在一个较窄的范围波动。一般而言，尿酸随年龄的增加而增高，女性绝经期尤其要注意。此外，血尿酸水平的高低受种族、饮食习惯、区域、年龄等多重因素影响。尿酸在37℃的饱和浓度约为420 μmol /L，高于此值即为高尿酸血症。

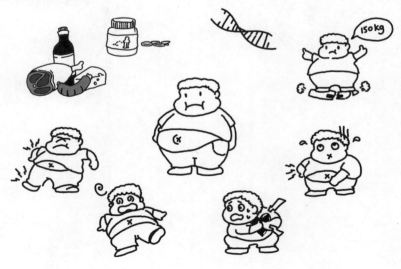

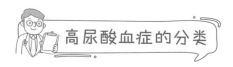

高尿酸血症的分类

临床上高尿酸血症分为原发性和继发性两大类。原发性高尿酸血症多由先天性嘌呤代谢异常所致，常与肥胖、糖脂代谢紊乱、高血压、动脉硬化和冠心病等聚集发生。目前认为其与胰岛素抵抗有关，与2型糖尿病的发病机制密切相关。继发性高尿酸血症则由某些系统性疾病或者药物引起。

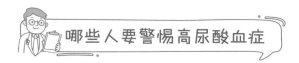

哪些人要警惕高尿酸血症

临床多见于40岁以上的男性，女性多在更年期之后，或者有明确家族遗传病史的人，当出现以下情况就要提高警惕了！男性、绝经后女性的血尿酸＞420μmol /L，绝经前女性＞360μmol /L即可诊断为高尿酸血症。中老年男性如果出现特征性关节炎表现、尿路结石或肾绞痛发作，伴有高尿酸血症，应该考虑痛风。关节液穿刺或痛风石活检证实为尿酸盐结晶可做出诊断。X线检查、电子计算机断层扫描（CT）或磁共振成像（MRI）对明确诊断也具有一定的价值。急性关节炎期诊断有困难的话，可以在临床医生指导下先试验性口服秋水仙碱治疗。

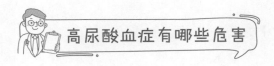高尿酸血症有哪些危害

🧴 肾脏病变

（1）痛风性肾病：晚期可发展成肾功能不全，表现为水肿、高血压、血尿素氮和肌酐升高。少数患者表现为急性肾功能衰竭，出现少尿或无尿，最初24小时尿酸排出增加。

（2）尿酸性肾结石。

🧴 眼部病变

部分患者反复出现发作性结膜炎、角膜炎、巩膜炎。在急性关节炎发作时，常伴发虹膜睫状体炎。眼底视盘往往轻度充血，视网膜可发生渗出、水肿或渗出性视网膜剥落。

高尿酸血症与痛风是一种难治性疾病，防大于治，早发现早治疗非常重要，如无肾功能损害及关节畸形的患者，经有效治疗可维持正常的生活和工作。而急性关节炎和关节畸形会严重影响患者的生活质量，如果有肾功能损害，则预后更差。

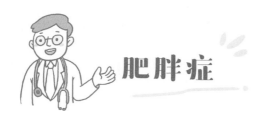

肥胖症

肥胖症作为代谢综合征的主要表现之一，既是一个独立的疾病，同时又促进多种慢性疾病的发生和发展，如心脑血管疾病、2型糖尿病、部分癌症以及骨关节病等，故肥胖已经被世界卫生组织列为导致疾病的十大危险因素之一。

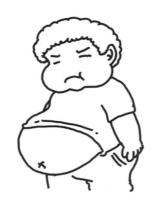

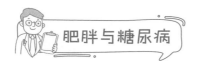

肥胖使人体外周组织如脂肪组织、肌肉组织对胰岛素不敏感，机体必然会分泌更多的胰岛素以保证糖代谢平衡，脂肪细胞同时也会分泌大量影响血糖的因子。现代医学表明，在部分肥胖者中出现胰岛素抵抗的现象，即体内的胰岛素部分"失效"，特

别表现在外周组织，如肌肉组织、脂肪组织，对葡萄糖的利用出现障碍，病变早期，胰岛素细胞尚可以代偿性地增加胰岛素的分泌来弥补上述组织对胰岛素的不敏感，但久而久之胰岛素细胞功能下降，甚至会引发糖尿病。

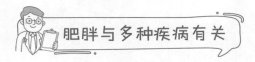

肥胖与多种疾病有关

临床表明，胰岛素抵抗及其引起的高胰岛素血症，还会导致血压增高，而后期糖尿病本身可造成多种物质的代谢紊乱。其中以脂肪代谢异常的危害最大，而肥胖常常为这种代谢紊乱的"始作俑者"。继而产生胰岛素抵抗、糖尿病、高血压、血脂异常等恶性循环。结果则是血管内皮细胞受损、动脉粥样硬化，为一系列心脑血管疾病"埋下种子"，最终导致冠心病、脑血管病、下肢动脉硬化等。

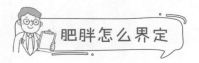

肥胖怎么界定

有一种简单直接估计体脂的方法，即体重质量指数的计算：
体重质量指数（BMI）=体重（kg）/身高（m）的平方。
BMI≥24kg/m^{2}为超重；BMI≥28kg/m^{2}为肥胖。
标准体重的定义为：身高（cm）-105=标准体重（kg），例如：身高170cm的人，标准体重为：170（cm）-105=65（kg），即为65kg。

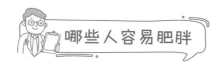

哪些人容易肥胖

新生儿体重超过3.5kg，且其母亲患有肥胖症者，极易发生肥胖症。儿童发育期，妇女妊娠期及哺乳后、绝经期，男性40岁以后，往往体重快速增加，容易出现肥胖。女性肥胖，以腹部、臀部、胸部及四肢为主；男性肥胖，以颈部、躯干、腹部、胸部及四肢为主。

肥胖症的主要原因为饮食习惯、缺乏运动、遗传因素、精神因素四方面。因此，合理饮食，适量运动，加强锻炼，调节情志，防治疾病，可有效地预防肥胖症的发生。

糖尿病前期的防治

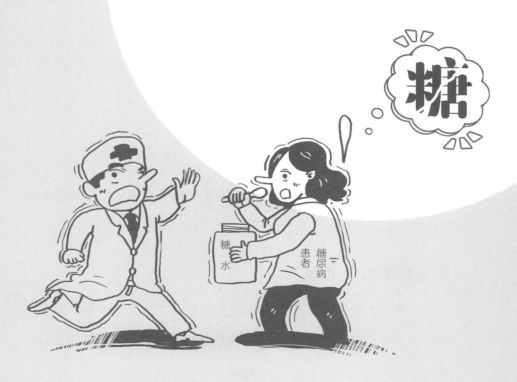

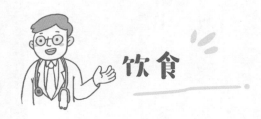

饮食

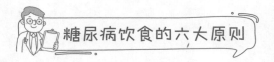

糖尿病饮食的六大原则

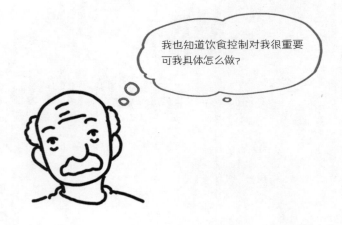

我也知道饮食控制对我很重要
可我具体怎么做?

黄金原则一:五谷为养

多食五谷杂粮。日常饮食中,糖尿病患者宜多食用复合碳水化合物,尤其是富含膳食纤维的豆类、谷物等。

黄金原则二:水果为助

水果主要含果糖,其甜味明显,但升糖指数(是指每一种食物吃进去以后,升高血糖的速度和能力)各有不同。糖尿病患者血糖降至正常水平并平稳一段时间后是可以食用水果的，但糖尿病患者吃水果一定要定量，一般一日食用150~200g，且要选择升糖指数不高的水果。

低升糖指数水果	樱桃、柚子、草莓、木瓜、苹果、梨、哈密瓜、橙子、葡萄
中升糖指数水果	熟香蕉、芒果、猕猴桃
高升糖指数水果	枣、菠萝、龙眼、荔枝

黄金原则三：少食多餐，定时定量

注意进食规律，一日至少进食三餐，且要定时、定量，两正餐间隔4~5小时。当然，注射胰岛素或易出现低血糖的患者还应在三正餐之间加餐2~3次，这是防止低血糖行之有效的措施。

黄金原则四：严格限制单糖类的摄入

不宜摄入各种糖果、水果罐头、汽水、果汁、果酱、冰激凌、甜饼干、甜面包及糖制糕点等，因为这些食品含糖很高，食用易出现高血糖。为了改善口味，糖尿病患者宜选用不产生热量的甜味剂，如木糖醇。

黄金原则五：少油少盐护血管

糖尿病患者应食用少油少盐的清淡食品。烹调宜用植物油，尽量减少赴宴。要限制动物性脂肪及含高饱和脂肪酸的脂肪摄入，少吃煎、炸食物及猪、鸡、鸭等动物内脏类食物。这些含高胆固醇的食物及动物脂肪，易使血脂升高，发生动脉粥样硬化。另外，食盐限量在每日6g以内，这对糖尿病合并高血压患者尤为重要。

黄金原则六：多饮水，禁饮酒

糖尿病患者多饮水，是对人体失水的一种保护性反应，而且还有改善血液循环、增加代谢及消除酮体等作用。糖尿病患者不宜饮酒，酒精能使血糖发生波动，空腹大量饮酒时，可发生严重的低血糖，而且醉酒能掩盖低血糖的表现，使其不易发现，非常危险。

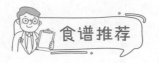

糖尿病患者推荐食谱如下。值得注意的是，下述食谱中虽推荐了粥类食物，但由于粥类食物升血糖较快，我们在煮粥时当避免粥的糊化程度过高，适当加入粗粮。

星期一

早餐：新鲜牛奶1杯，煮鸡蛋1个，凉拌海带丝1碟，菜肉包1个。

午餐：糙米饭1碗（100g），清蒸黄骨鱼，芹菜炒肉丝。

晚餐：白米饭大半碗（75g），青椒炒肉片，砂锅豆腐。

星期二

早餐：咸味牛奶鸡蛋煮麦片1杯或适量，凉拌豆芽菜1碟。

午餐：老玉米1根，芋头1个（100g），凉拌木耳1碟，干贝瘦肉粒香菇冬瓜汤1盅。

晚餐：绿豆小米粥1碗，凉拌木耳芹菜1碟，菜肉饺6个。

星期三

早餐：鸡蛋小米粥1碗，凉拌三丝1碟。

午餐：菜肉饺10个左右，凉拌海带丝1碟，西红柿鸡蛋汤1碗。

晚餐：糙米饭大半碗（75g），芥蓝炒牛肉，苦瓜炒滑蛋。

星期四

早餐：黑米绿豆芡实杂粮粥1碗，鸡蛋羹1碗（1个鸡蛋），凉拌木耳芹菜1碟。

午餐：荞麦饭1碗（100g），冬菇扒生菜1碟，陈皮牛肉丸，老黄瓜瘦肉汤1碗。

晚餐：白花菜肉末窝蛋汤2碗（连汤带菜），粗粮窝头2个。

星期五

早餐：老玉米1根，豆浆1杯，拌莴笋丝1碟。

午餐：白米饭1碗（100g），西蓝花炒肉片1碟，蒸水蛋1个，凉拌豆芽菜1碟。

晚餐：荞麦饭大半碗（75g），西红柿炒鸡蛋，酱牛肉，蚬肉苦瓜汤。

星期六

早餐：酸奶1杯，蔬菜包1个，茶叶蛋1个。

午餐：菜心粒肉末蛋炒饭1碟，鱼片丝瓜汤1碗，盐水煮椿菜1碟。

晚餐：白米饭大半碗（75g），蒜蓉炒黄豆芽，豉汁蒸黄骨鱼，西红柿鸡蛋汤。

星期天

早餐：豆浆1杯，素菜饺或菜肉饺4~6个，凉拌黄瓜1小碟。

午餐：白米饭1碗（100g），肉末蘑菇红烧豆腐，腰果鸡丁，醋熘大白菜。

晚餐：鱼片生菜汤面1碗，凉拌黄瓜半根。

 ## 适宜糖尿病患者的蔬菜

苦瓜：古代文献记载，苦瓜可治疗"消渴"（相当于现在的糖尿病）。现代临床报道，苦瓜提取物有显著的降血糖作用，苦瓜片治疗糖尿病的有效率达79.3%。苦瓜可煎汤或做凉菜，也可榨汁或晒干后泡茶饮。

黑木耳：黑木耳含木耳多糖、维生素、蛋白质、胡萝卜素和钾、钠、钙、铁等矿物质，其中木耳多糖有降糖效果，且热量较低，很适合糖尿病患者食用。黑木耳可炒菜或炖汤，也可作配料。

胡萝卜：胡萝卜含有多种类胡萝卜素、维生素等。实验证实，胡萝卜提取物有明显的降血糖作用。胡萝卜可以生吃或捣汁食亦可作配料。

空心菜：空心菜含有蛋白质、糖、脂类、酚类、萜类、氨基酸等。有报道称，紫色空心菜中含胰岛素样成分，可用于治疗糖尿病。空心菜可清炒或凉拌。

洋葱：洋葱含有二硫化物、三硫化物和多种氨基酸，具有较高的药用价值，能降血脂、抗血小板凝集、抗炎、平喘等，还有较好的降血糖作用。洋葱可生食或炒食。

山药：近年来药理研究表明，山药对糖尿病有较好的预防和治疗作用，能够抵抗肾上腺素和葡萄糖引起的血糖升高。另外，山药作为药食同源的食物具有补益脾肾等功效。由于山药中淀粉含量高于一般蔬菜，建议食用山药的同时，相应减少主食的摄入。

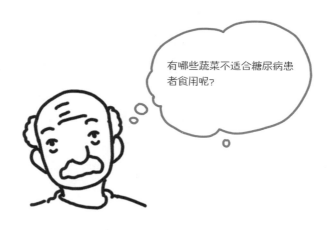

糖尿病患者应不吃或少吃含碳水化合物较多的蔬菜，如蒜苗、土豆、藕、鲜蚕豆等，如进食较多，应减少相应的主食。肥胖型糖尿病患者应少食用油脂肥厚的食品，包括花生、核桃等坚果。

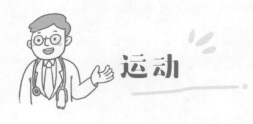

运动

糖尿病患者采用运动疗法时，方法对则事半功倍，方法错则事倍功半，那么在运动中应遵循哪些基本原则呢？

原则一：因人而异，量力而为

要根据糖尿病患者的年龄、病情和体质，选择适宜的运动项目、运动强度和运动时间。一般来讲运动强度适量的表现为运动后微微出汗、轻松愉快、稍感乏力、休息后很快消失。同时，衡量运动量是否适宜还有一个简单的小方法，即使心率达到"170-年龄"即可，持续活动30~60分钟为宜。

原则二：全身运动为主，局部运动为辅

糖尿病患者的运动疗法，要注意全身运动与局部运动相结合，这样才能发挥其康复保健的最大作用。一般以全身运动为主，对伴有脑血管病、神经病变、下肢动脉硬化等并发症的患者，还应配合相应的局部运动和功能锻炼。

原则三：循序渐进，逐渐加大运动量

在运动锻炼开始时，运动量要小，随着患者机体功能的改善，运动量可逐渐加大，达到应有的强度后，即维持在此水平上坚持锻炼，应防止无限加大和突然加大运动量，以免发生副作用。

原则四：持之以恒，长期坚持

运动疗法对糖尿病的康复保健的确有较好的作用，但非一日之功，只有长期坚持，才能收到预期的效果。因为血糖水平的调节、胰岛 β 细胞功能的改善、胰岛素受体反应性的增强等，需要多次适当运动量的刺激和强化。随之逐渐得到康复治疗的效果。

虽然运动对于糖尿病患者健康水平的提高大有裨益，但只有在做好、做对的前提下才能发挥效果，否则往往适得其反而造成身体损伤，那么我们做运动时需要注意哪些事情呢?

注意一：把握好运动时机

把握好运动时机对于运动疗法的整体效果至关重要，总体来说，运动宜在餐后30分钟至1小时为宜。其次，对于使用胰岛素的患者，应根据使用胰岛素的情况确定餐后的锻炼时间，如有计划外或额外运动时，运动之前应加餐或减少胰岛素的用量；使用胰岛素治疗的患者，上午11点是一天中较容易出现低血糖的时间，不宜进行体育锻炼，还应避免在注射后2小时内运动，如果必须锻炼，要随身携带面包、糖果，随时加餐，以防低血糖发生。

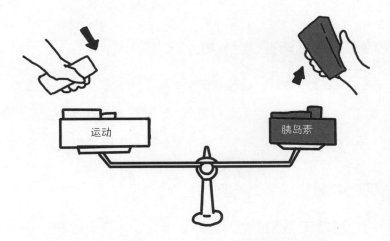

注意二：从静到动，从动到静，循序渐进

运动前要有5～10分钟的准备活动，做好肌肉放松工作。就跑步来讲，跑步应从快速步行逐渐转入小跑。跑步运动结束时，不要立即停止，因为运动时大量血液聚集在四肢肌肉组织中，忽然停止运动，血液不能很快回流到心脏而产生暂时性脑缺血，会引起头晕、恶心，甚至虚脱等不适症状。因此，在运动结束时，务必继续做一些行走、缓慢跑步等放松活动，一般5分钟即可。注意运动适度，不宜过度疲劳，如运动后血压上升、感到头晕或血糖上升应停止运动。

注意三：严防运动后的低血糖

运动后的低血糖是糖尿病患者在运动疗法中应尤为重视的一点，一般来讲，胰岛素注射部位最好选在腹部等肌肉运动少的部位，由于四肢活动多，若注射在四肢会加快胰岛素的吸收，造成低血糖。用胰岛素或磺脲类治疗的患者，应在运动中或运动后监测血糖、尿糖或尿酮，做好低血糖的防范措施。

注意四：密切观察运动后的身体反应

应密切观察运动后的身体反应，如果每次运动后感到食欲和睡眠良好、精力充沛、清晨脉率平稳，且有逐渐减慢的趋势，说明运动适宜。反之，运动后食欲、睡眠不好、精神萎靡应停止运动，接受医生的检查。

送你几套运动处方，选个适合自己的

糖尿病患者应选择适量的、全身性的、有节奏的运动，使全身每个部位都得到锻炼，如骑自行车、做操、打拳、练剑、慢跑、长时间快走、打乒乓球、羽毛球、游泳、跳舞等，运动方式的选择因人而异，一般而言糖尿病患者不宜参加剧烈的运动。那么常见的运动项目在具体实施的情况下，又有哪些细节需要注意呢？

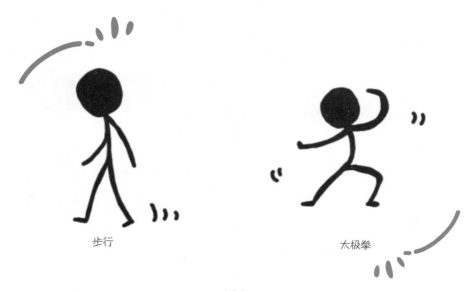

步行　　　　　　　　　　　太极拳

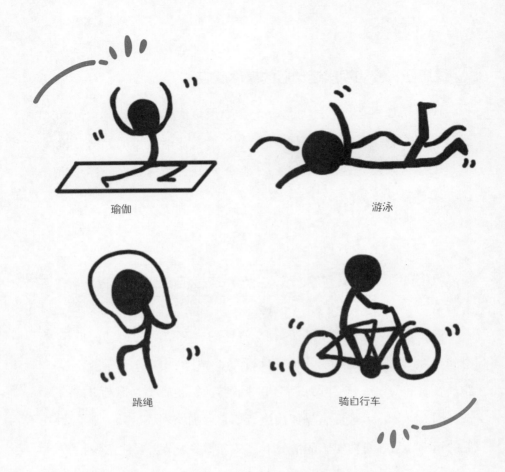

瑜伽

游泳

跳绳

骑自行车

步行：先快走5分钟，然后慢走5分钟，然后再快走，这样轮换进行。身体状况较好的轻度肥胖患者，快走可每分钟120～150步；中度肥胖者，快走可每分钟110～115步。而老年体弱者可仅慢走，每分钟90～100步。开始运动时，每天半小时即可，以后逐渐加大到每天1小时，可分早晚两次进行。

太极拳：太极拳可以通过一系列缓慢的动作和放松的方式来维持身体的健康。练习时间不少于30分钟，很多研究都证实了太极拳是适合2型糖尿病患者的运动。太极拳是糖尿病患者的理想选择，因为它不仅维持了健康，减少了压力，也提高了整体平衡能力。

瑜伽：大量的研究表明，瑜伽对于2型糖尿病患者的益处体现在很多方面。瑜伽可以帮助降低体脂，降低胰岛素的抵抗性，改善神经功能。

游泳：游泳也是2型糖尿病患者的理想选择，因为游泳不会给关节施加压力，比起散步和跑步，游泳的时候，脚受伤的概率更小一些。糖尿病患者必须避免脚受伤，即使是很小的伤口或水疱，糖尿病患者都可能引发严重感染。因此，游泳的时候，也要注意选择可以保护脚部的工具，减少擦伤、划伤的风险。

跳绳：饭后1小时开始跳，根据个人的耐受情况逐渐增加，一般15~30分钟即可。

自行车：骑自行车也是一种有氧运动，能增强心肺功能。通常选择可行走、车辆较少的公路或体育场进行自行车运动锻炼，车速可为每分钟50~60转，每次锻炼时间为30分钟左右。可从短距离骑行锻炼开始，适应后逐渐发展为长距离骑行锻炼。

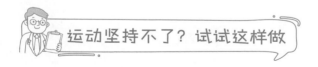

运动坚持不了？试试这样做

几乎每一位糖尿病患者都知道运动健身的益处，但运动之初的新鲜感过不了多久就会消失，刚开始还有可能坚持运动，但一段时间后便会失去兴趣而逃避，久而久之，便放弃运动疗法。那么如何让自己一直保持参加运动的积极性呢？

兴趣

兴趣是最好的老师，有兴趣才是做下去的前提，上面说了那么多种运动，你偏要选择自己不感兴趣，或者客观条件不允许的运动项目。有的时候我们的兴趣能撑得起一时，却难说长久坚持，这时候我们可以考虑各种运动交替进行，可以选择几项喜欢的运动，每周轮流进行。例如每周有两天慢跑，另外两天改为与朋友一起打网球、乒乓球或篮球，其他两天则可以打太极拳、做操或跳舞，星期天与家人一起散步、购物、做家务。

结伴

我们常说一个人可以走得很快却很难走得远。与其他人结成运动伙伴，选择你们共同的运动爱好，制定好共同的运动计划和目标，这样如果你们其中一位对运动失去兴趣而欲放弃时，其他人将会鼓励想放弃的人坚持下去。

目标

有目标才有方向，有方向才有动力。制定一个目标对于坚持下去，显得尤为重要，制定目标时我们常常会把目标定得相当"宏伟壮观"，不用我说你也知道在这样的目标下往往是什么结果。所以应制定切实可行的目标，不要寄希望在短时间内就可以达到减肥和强壮身体的目的。最好能制定一个长期目标，如在6个月内通过运动减肥5kg；当然，也可以制定一个短期目标，如每周坚持运动5天等。

信心

　　运动后的效果是我们坚持下去的最大信心和动力，如果没有效果，对于谁来说坚持下去都很难，所以要养成定期监测体重、血糖的习惯。只要遵循科学的运动方法，选择适合自己的运动项目并持之以恒，运动所带来的成果一定会成为你继续坚持下去的最好动力。

坚持=兴趣+结伴+目标+信心

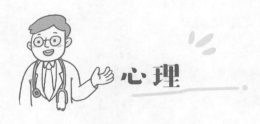

心理

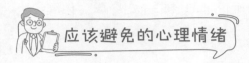

应该避免的心理情绪

在获知自己患上糖尿病后，很多糖尿病患者都会经历一个复杂的心路历程，诸如"不死的癌症""扎肚皮针""从此吃素""遗传给下一代"等曾经听过的各种传言直扑脑海。往往没等面对，就已被疾病所"俘虏"。

对于初患糖尿病的患者来说，容易产生两个极端心理。一是过于紧张，对于血糖的波动犹如惊弓之鸟，什么能吃什么不能吃都极为小心。只要打听到什么降糖偏方都去试试，尤其是当自己尽了所有的努力去管理饮食、经常锻炼、谨遵医嘱，血糖仍然未能稳定控制时，更是自怨自艾、焦虑不安；二是"无知者无畏"，或是本身就是个性情粗犷、不拘小节的人，对糖尿病采取顺其自然、任其发展的心态，这种极端心理实际上是采取了不接受或完全回避的态度，最终不得不付出惨重的代价。

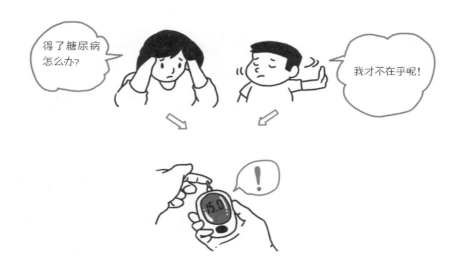

　　正确对待糖尿病的方法是，"既来之，则安之"的态度。既然患病已成事实，就做好打持久战的心理准备。以积极的态度了解糖尿病的发生、发展、治疗方法，积极配合医生治疗，密切监测血糖，全面做好生活起居管理，养成健康的生活习惯。

　　同时，糖尿病患者应该认识到，糖尿病不可怕，而血糖控制效果不好所出现的多种并发症才可怕。和所有慢性疾病一样，糖尿病的发展是一个很漫长的过程，其预后和转归，取决于患者是如何面对糖尿病的。我们接受它，了解它，熟悉它，驾驭好饮食、运动、药物、自我监测和糖尿病教育的"五驾马车"，做到"知己知彼"，就能打好"抗糖"的持久战。

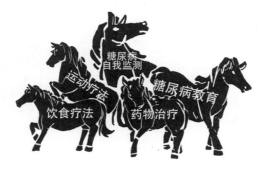

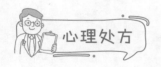

不良的心理情绪是影响血糖的重要因素。那么在这场"抗糖"战中，你是否正好需要一张心理处方作为你"抗战"的武器呢？

《黄帝内经》说："恬淡虚无，真气从之，精神内守，病安从来？"中医大家张景岳指出："欲寿，惟其乐。"同样只要我们保持乐观情绪，开朗豁达，避免大喜大悲，那么这些就是我们保证血糖稳定的重要因素。这同样符合中医疏肝解郁的思维，郁滞疏通，病安从来？

处方"八仙方"：乐观、豁达、感恩、宽容、知足、理解、坚强、坚持。

上方诸药非口服，非外用，当记脑中，挂心头。

凡事可以认真但别太较真。与他人和谐相处，宽厚待人待己，感恩世事，知足常乐，遭遇了不幸多一分坚强，跌倒了再爬起来多一点坚持。唐代大医学家孙思邈认为："道德日全，不祈善而有福，不求寿而自延，此养生之大旨也。"旨在告诉我们，德行端正、品行优良、超然心态才能延年益寿。正所谓，久用"八仙方"，何患病不去？

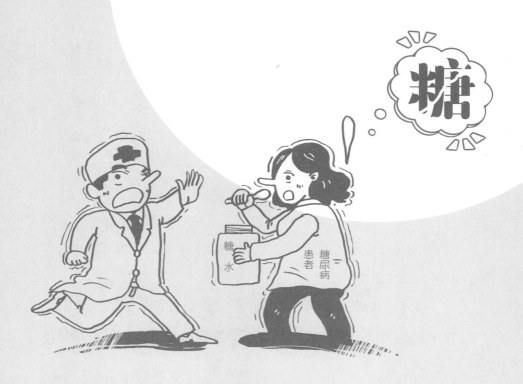

常用的
降糖药物

糖

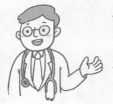

多才多艺的小药片：二甲双胍

生活中，二甲双胍对于大多数糖尿病患者来讲都不陌生，因为得了糖尿病，医生往往都会告诉大家吃这个药，那你知道为什么医生这么"偏爱"二甲双胍吗？

具有良好降糖效果

它除了可以降低肝糖原输出外，还可以提高胰岛素的敏感性。简单说就是"开源节流"，一种药同时完成了减少糖分产生和增强糖分代谢两个艰巨任务。

使用相对安全、不良反应轻

二甲双胍可能有如下不良反应。

（1）胃肠道反应比较常见，如恶心、呕吐、食欲差、腹部不适、腹泻和嘴里有金属味等。

（2）乳酸性酸中毒，但引起乳酸性酸中毒的情况很罕见。

（3）低血糖症，但二甲双胍引起低血糖的概率也比较低。

（4）维生素B_{12}吸收不良，故长期大量口服二甲双胍的患者，应补充维生素B_{12}和叶酸。

另外，使用二甲双胍期间，应定期检查空腹血糖、尿糖、尿酮及肝功能、肾功能；服用二甲双胍的患者应该避免过量饮酒；二甲双胍可增加抗凝血药华法林的抗凝血作用，二者合用时需注意。

可控制体重

在降糖的同时又能控制体重是二甲双胍的一个很大优势。

价格经济

相较于其他降糖药，二甲双胍的价格更为亲民。

能预防糖尿病

二甲双胍与生活方式干预一同成为2型糖尿病第一步治疗。

减少心血管事件的发生

糖尿病患者也是很容易发生心血管疾病的，二甲双胍锦上添花的效果，无疑为它的整体疗效加分不少。

其他降糖方案的好伴侣

（1）二甲双胍+格列美脲：最早、最广泛的联合用药方式，作用互补，效果显著。

（2）二甲双胍+胰岛素：当从口服降糖药转用胰岛素时，会发现医生把其他的口服降糖药都停掉，但是仍然保留二甲双胍。这样使用的最直接的好处是，在联合运用二甲双胍和胰岛素后，可以使胰岛素的剂量减少，同时又可以降低血糖、改善血脂；另外非常重要的是还可以避免应用胰岛素之后出现的体重增加。

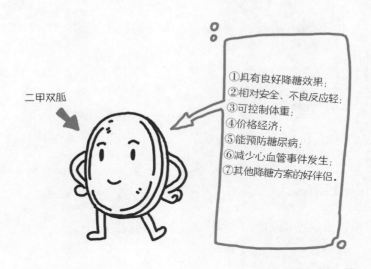

二甲双胍

①具有良好降糖效果；
②相对安全、不良反应轻；
③可控制体重；
④价格经济；
⑤能预防糖尿病；
⑥减少心血管事件发生；
⑦其他降糖方案的好伴侣。

　　上面解释了医生为什么"偏爱"二甲双胍，但同时，患者也要知道这几件事。第一，它对于那些即将踏入糖尿病大门的肥胖人群很适用；第二，它虽一般不会导致低血糖，但有胃肠道反应；第三，二甲双胍的最佳剂量是每天不大于2 000mg，但必须强调的一点是，具体问题具体分析，还是要听医生的医嘱。这就是二甲双胍，一个能降糖却不易引发低血糖的降糖药，一个在降糖同时又能控制体重的降糖药，一个"物美价廉"的降糖药，一个能预防糖尿病的降糖药，一个能减少心血管事件发生概率的降糖药，虽有胃肠道反应，但如此面面俱到的二甲双胍，不得不称之为降糖药物中的"才子佳人"。

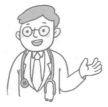

劲儿大效猛：
"格列小分队"

　　"格列小分队"是指磺脲类降糖药物，其中主要成员包括格列苯脲、格列齐特、格列吡嗪、格列喹酮、格列美脲等。因磺脲类药物一般降糖效果迅速，所以称其为"劲儿大效猛"。接下来，我们就以其中的格列美脲为代表进行介绍。

　　格列美脲是第三代磺脲类降糖药，其作用机制主要是刺激胰岛 β 细胞分泌胰岛素，升高体内胰岛素的水平，即"促泌降糖"。作为第三代磺脲类药物的格列美脲还可增强外周组织对胰岛素的敏感性，减少肝糖原的输出。整体来看，磺脲类降糖药物都属于"劲儿大效猛"类型，因此随之而来的低血糖风险自然也增加了许多。除此之外，对于格列美脲我们还应该知道哪些？

用药时间

　　建议早餐前30分钟服用。

服用剂量

　　起始剂量为每日1mg。如果血糖控制不理想可适当增加剂量。对于使用较大剂量的格列美脲片后仍不能较好控制血糖的患者，必要时可改用胰岛素等其他方案治疗。

漏服格列美脲怎么办

格列美脲属于长效药，早餐前漏服，中午想起来可以补服，但晚上想起来就不要补服了，更不可在下次服药时采用加大剂量的方式来进行补服，以免造成低血糖，这一点尤其要注意！

格列美脲损伤胰岛功能吗

上面说过格列美脲是最新一代磺脲类降糖药物，在降糖方面除了可以通过刺激胰岛细胞分泌胰岛素外，更重要的一点是它还可以增强外周组织对胰岛素的敏感性，减少胰岛素抵抗，从这一点上看，格列美脲对胰岛功能具有一定的保护作用。

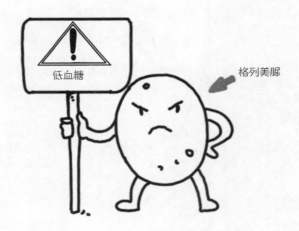

格列美脲有哪些缺点

（1）格列美脲使用不当（剂量过大）会有低血糖的风险，特别是老年患者和肝功能不全、肾功能不全者。

（2）体重增加。

（3）胃肠道反应（恶心、呕吐、腹泻）。

（4）暂时性视力模糊、皮肤瘙痒、皮疹、皮肤过敏、荨麻疹等。

（5）肝功能异常、血常规白细胞下降等。

格列美脲联用方案的宜忌

宜：一般情况下，空腹血糖高或空腹和餐后血糖都高，可采用格列美脲和二甲双胍联合用药。在餐后血糖仍高的情况下，可选择格列美脲加用阿卡波糖。

忌：一般情况下，格列美脲不与同是磺脲类的降糖药（格列本脲、格列吡嗪、格列齐特）、格列奈类降糖药（瑞格列奈、那格列奈、米格列奈）及胰岛素联用。需要注意的是一些中成药如消渴丸、消糖灵胶囊、糖维胶囊等，也含有少量的磺脲类药物，如果与格列美脲同时使用，可能引发低血糖。

哪些人不适合使用格列美脲

（1）1型糖尿病患者禁用。

（2）严重肝功能不全、肾功能不全和有心脑血管并发症的患者，应慎用或不用。

（3）对磺脲类药物或格列美脲过敏者禁用。

（4）妊娠期禁用。

（5）酮症酸中毒、糖尿病昏迷、糖尿病并发症严重者。

（6）糖尿病多年，胰岛功能低于30%的患者，不适合使用格列美脲。

（7）白细胞减少者。

（8）严重感染、手术、创伤等应激情况。

这么多问题，格列美脲还能用吗

所谓"是药三分毒"，客观地说，没有哪一种药物是100%安全的。所谓"两害相权取其轻"，相比于糖尿病带来的危害，格列美脲整体的治疗效果和安全性十分可靠。因此在医生的指导下应用不必过于担心。

这就是"劲儿大效猛"的格列美脲，一般以1mg为起始剂量，在餐前30分钟服用，虽然与上一代产品相比进步许多，但仍有体重增加、胃肠道反应（恶心、呕吐、腹泻）的缺点，限于降糖机制的影响不可用于1型糖尿病患者和胰岛功能较差的患者。

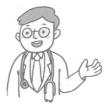

与第一口饭一起嚼：α-糖苷酶抑制剂

吃饭后，体内血糖会有一个升起的高峰。降低餐后血糖的"法宝"其实有很多种，包括速效胰岛素、格列奈类、α-糖苷酶抑制剂等，常见的α-糖苷酶抑制剂有阿卡波糖、伏格列波糖和米格列醇，本次介绍的就是α-糖苷酶抑制剂中在国内应用最为广泛的药物——阿卡波糖。

认识一类事物，最直接且干脆的方法就是了解它身上的优缺点，再结合实际，具体问题具体分析。那么我们就依照此法对阿卡波糖做一介绍。

优点

① 国内糖尿病患者的"专用药"

阿卡波糖的降糖机制是抑制碳水化合物在小肠上部的分解和吸收而降低餐后血糖。简单说就是专门对抗吃过米饭、面条一类食物后血糖较高的情况，我国人民正符合这种饮食习惯。

② 其他降糖方案的好伴侣

可以与二甲双胍、格列美脲或胰岛素联合应用，以补充其他方案对餐后血糖控制不理想的缺陷。

(3) 一般无低血糖风险

单独服用本药一般不会出现低血糖，并可减少餐前反应性低血糖的风险。但凡事不绝对，服药中如发生低血糖，应及时口服葡萄糖，同时立即前往医院。口服其他糖类、淀粉类食物纠正低血糖的效果往往不理想。

缺点

(1) 禁忌证

（1）肠道炎症、慢性肠道疾病伴吸收或消化不良、肠梗阻。

（2）肝功能损害、肾功能损害。

（3）患者年龄在18岁以下。

（4）恶性肿瘤。

（5）酗酒。

（6）已在用导泻剂或止泻剂。

（7）正在服用酶制剂一类的助消化药（如淀粉酶、胰酶）及抗酸剂等药物。

(2) 不良反应

胃肠道反应（如腹胀、排气多等）。

(3) 局限性

该药适合以碳水化合物为主要食物成分和餐后血糖升高的患

者。对其他情况效果不理想。

　　阿卡波糖还有较为特殊的一点是，它要与患者吃的第一口饭同时嚼服来降低餐后血糖。这就是阿卡波糖，一个专为吃大米、白面人群研制的降糖药，一个与第一口饭同时嚼服的降糖药，一个吃了容易腹胀、排气的降糖药。

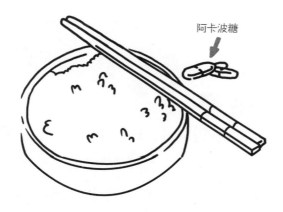

阿卡波糖

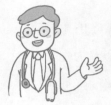

餐后血糖的克星："格列奈类兄弟"

"格列奈类兄弟"是指非磺脲类促胰岛素分泌剂。其中常见的有瑞格列奈、那格列奈、米格列奈钙等。本篇以瑞格列奈为代表进行介绍。

服用时间与服用剂量

通常在餐前15分钟内服用。剂量因人而异，依个人血糖而定。推荐起始剂量为0.5mg，以后如需要可每周或每两周做调整。最大的推荐单次剂量为4mg。值得注意的是，同种药品可由于不同的包装规格而有不同的用法或用量，详细请参看药品附带的说明书或询问医生。

副作用有哪些

低血糖，肝功能异常，视觉异常，过敏反应（皮肤过敏反应，如瘙痒、发红、荨麻疹）。

容易诱发低血糖吗

同其他大多数口服促胰岛素分泌降血糖药物一样，瑞格列奈片也可能致低血糖。但与磺脲促胰岛素分泌剂相比，瑞格列奈独特的药代动力学特点，包括快速吸收、快速代谢、两餐间能迅速恢复到基础状态，大大减少了发生低血糖的风险性。

🧴 轻中度肾功能不全的患者可以使用吗

瑞格列奈的主要排泄途径是经肝脏排泄，仅有少量经肾脏排泄，因此轻中度肾功能不全的患者，可以在医生的指导下，调整剂量后使用。肾功能严重不全患者慎用。

🧴 可以和格列美脲联合使用吗

格列美脲与瑞格列奈都属于促胰岛素分泌剂，两者联合应用会大大增加低血糖的发生风险，同时也会加重胰岛 β 细胞负担。

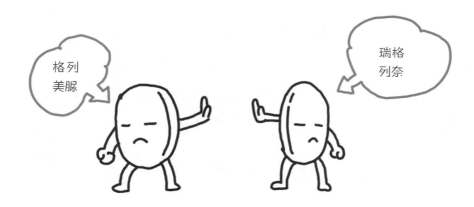

总之，格列奈类降糖药主要适用于以餐后血糖升高为主的2型糖尿病患者，或与长效胰岛素联合应用治疗胰岛 β 细胞尚有一定分泌功能的2型糖尿病患者。此类药餐前15分钟内服用，不进食时不服药，故有人称其为餐时血糖调节剂，又称餐后血糖的克星。由于该类药物在体内的代谢时间较短，也可以用于轻中度肾功能不全的患者。主要不良作用是低血糖反应，但发生率较低。

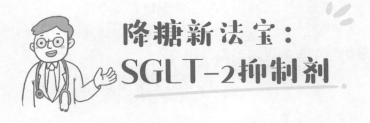

降糖新法宝：SGLT-2抑制剂

　　此篇介绍的降糖新法宝是指钠-葡萄糖协同转运蛋白2（SGLT-2）抑制剂。目前在我国被批准临床使用的此类药物有达格列净、恩格列净和卡格列净。就降糖机制而言，此类药可以增强体内葡萄糖通过尿液排泄的强度，从而降低体内血糖水平，即"排尿降糖"。那么此类药物相比其他降糖药物有哪些特点呢？

降糖、减重、降压三管齐下

　　有报道指出，SGLT-2抑制剂降低糖化血红蛋白幅度为0.5%～1.0%，减轻体重幅度为1.5～3.5kg，降低收缩压幅度为3～5mmHg。

降低心血管、肾脏不良事件的发生风险

　　临床研究结果显示，该药物可使主要心血管不良事件和肾脏事件发生发展的风险显著下降，心力衰竭住院率显著下降。

单独应用不增加低血糖的发生风险

　　SGLT-2抑制剂单独使用时不增加低血糖发生的风险，联合胰岛素或磺脲类药物时可增加低血糖发生风险。

禁忌与不良反应

SGLT-2抑制剂在中度肾功能不全的患者中可以减量使用。在重度肾功能不全患者中因降糖效果显著下降，不建议使用。

SGLT-2抑制剂的常见不良反应为生殖泌尿道感染，罕见的不良反应包括酮症酸中毒（主要发生在1型糖尿病患者）。可能的不良反应包括急性肾损伤（罕见）、骨折风险（罕见）和足趾截肢。

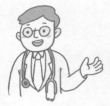

"智能"胰岛素：
利拉鲁肽

　　科学家曾发现肠道里存在一些能够促使胰岛素分泌、协助降糖的物质，即胰高血糖素样肽-1（GLP-1），但多年来"天然"的GLP-1一直存在分解时间过快难以提取利用的问题，随着科技发展和科学家的不断努力，终于在近些年研发出了GLP-1类似物，打破了降糖治疗方案历史的寂静。这种类似物常见的有艾塞那肽、利拉鲁肽。以下主要介绍利拉鲁肽。

　　既然是最新科技成果，自然是优点"一箩筐"，其中比较傲人的优点有四。

智能降糖

　　利拉鲁肽被称为葡萄糖依赖性降糖药，也就是说它的降糖力度与血糖高低有关，血糖越高，降糖力度越大；血糖正常或血糖偏低，则基本上不发挥降糖作用，这样就大大减少了低血糖反应的发生概率。

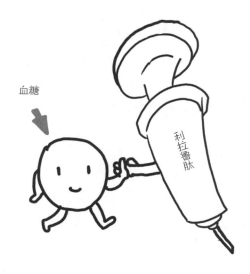

血糖

利拉鲁肽

双管齐下

利拉鲁肽不但可以通过增加胰岛素的分泌来增加降糖作用，还可以通过削弱胰高血糖素的升血糖作用来减弱体内的增高血糖力量。

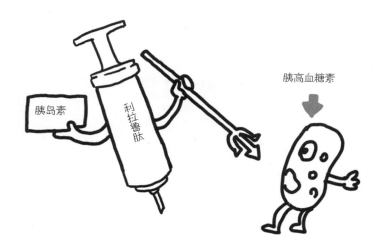

胰高血糖素

胰岛素

利拉鲁肽

标本兼治

从目前应用的情况来看，利拉鲁肽在降糖的同时，还能促进胰岛素"生产工厂"即胰岛 β 细胞的恢复和重建。

助于减肥

利拉鲁肽可以抑制胃肠道蠕动，延迟胃排空，从而产生短暂的食欲下降和饱胀感，这点对减轻体重十分有利。

任何东西再美，总会有它的不足之处，GLP-1类似物也不例外，对于1型糖尿病、糖尿病酮症酸中毒患者，有胰腺炎、甲状腺髓样癌病史的患者，以及儿童、孕妇及哺乳期妇女皆不宜使用，尤其合并危险因素（如高甘油三酯、胆石症、饮酒史等）者更不宜使用。

GLP-1类似物临床应用时间还不长，我们对它的了解还不深，对于疗效和不良反应等方面的观察和了解还不全面。所谓"路遥知马力"，希望未来某一天此类药在经过重重考验后大行于世以造福糖尿病患者。

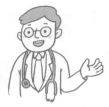

降糖"格格"：
DPP-4抑制剂

书接上篇，我们介绍过GLP-1在体内的作用和降糖机制，那么GLP-1在体内存在一个"天敌"即二肽基肽酶4（DPP-4），而我们想让GLP-1很好地存在体内，那么另一个途径就是抑制这个"天敌"，即由此产生了此篇我们要提到的DPP-4抑制剂。因为此类药物多以"格"字命名，所以我们称它们为降糖"格格"。其中常见的此类药物包括有西格列汀、维格列汀、沙格列汀、阿格列汀、利格列汀、吉格列汀和替格列汀等。

此类药物的主要优缺点具体如下：

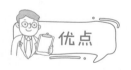

优点

（1）疗效较为显著，且不受进食与否影响。

（2）一般不影响体重。

（3）一般无明显胃肠道副作用。

（4）低血糖发生率相对较低。

（5）一般不增加心血管事件的发生率。

（6）安全性及耐受性相对较高。

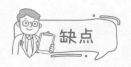

缺点

（1）可导致头痛、鼻咽炎、咳嗽、头晕、出汗、便秘、腹泻、关节疼痛、上呼吸道感染等不良反应，但发生率很低。

（2）急性胰腺炎、胰腺癌、心衰、肾衰、严重肝功能不全的患者，一般不能使用。

（3）价格相对较贵，上市时间较短，对于其安全性有待进一步研究。

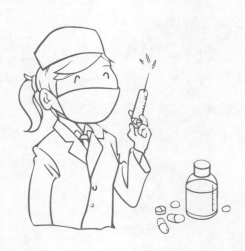

外源性胰岛素治疗

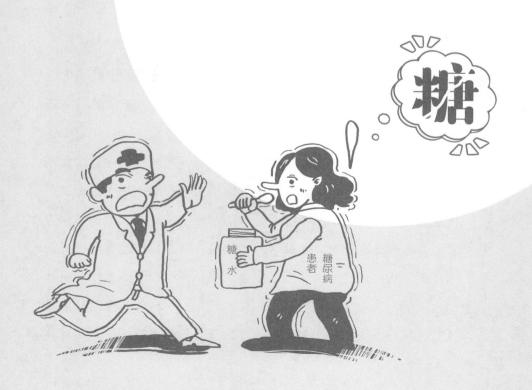

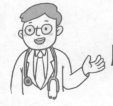

胰岛素到底要不要用

生活中我们经常听到如"用了胰岛素就说明糖尿病已经很严重了""胰岛素用了就会'上瘾'"等传言，到底这些传言对不对呢？什么样的糖尿病患者要用胰岛素呢？

一般对于胰岛素绝对缺乏的1型糖尿病患者，一旦确诊后就应立即使用胰岛素，无须服用降糖药，这是毋庸置疑的。对于2型糖尿病患者而言，在2型糖尿病的晚期，胰岛功能大部分被破坏，并发症明显，此时再单纯使用降糖药，胰岛 β 细胞也难以分泌出足量的胰岛素来，确实是需要应用外源性胰岛素治疗。

但请大家注意，近年来，国内外很多内分泌专家大力提倡在糖尿病患者初次确诊为糖尿病后，就开始使用胰岛素进行强化治疗，通过1个月左右的胰岛素强化治疗后，模拟了正常的胰岛功能，减轻了胰岛 β 细胞的负担，使其得到休息和恢复，此后患者可以完全不使用药物治疗包括胰岛素和降糖药，仅仅通过饮食控制和运动疗法，可在数月至数年内保持血糖水平正常。对于这个说法总有患者不理解，那我们打个容易理解的比方，2型糖尿病患者多存在胰岛素抵抗，这就导致了胰岛 β 细胞代偿地分泌更多的胰岛素，久而久之胰岛 β 细胞也会"累"，这个胰岛 β 细胞就好比家里的一头耕牛，它也会累，此时若补充一些外源性胰岛素，就好比从外面多派一头牛（外源性胰岛素）帮家里的牛（胰岛 β

细胞）干活。有了外援，家里的牛可以借此机会歇一歇，缓解此前的过度疲劳，等它体力恢复过来了，又能继续原来的工作了，到这时，"增援"的那头牛（外源性胰岛素）就可以牵走了。

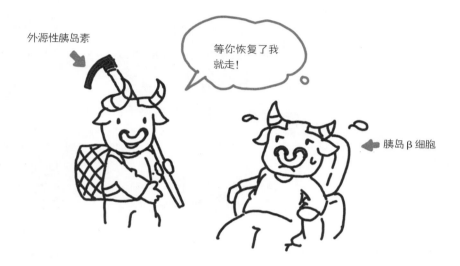

外源性胰岛素

等你恢复了我就走！

胰岛 β 细胞

此外，当糖尿病患者在酮症酸中毒、高糖状态、应激状态、合并感染、围手术期、妊娠时也应使用胰岛素，以降低高血糖对胰岛 β 细胞的毒性作用，在这些状态结束后，胰岛素可以停用，患者一般不会对胰岛素产生依赖。另外，新诊断糖尿病患者分型困难与1型糖尿病难以鉴别时，可首选胰岛素治疗；在糖尿病病程中（包括新诊断的2型糖尿病），出现无明显诱因的体重显著下降时，应该尽早使用胰岛素治疗。

可见，胰岛素在1型糖尿病和2型糖尿病的各个阶段都被广泛使用，而且不会"上瘾"，在胰岛 β 细胞的分泌功能恢复、应激状态过去后是可以撤下来的。所以请对号入座，如果当你是上述的某种情况，你的医生推荐你使用胰岛素的话，都是具有科学性和合理性的，要相信医生。

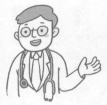

胰岛素分类

按照胰岛素成分分为动物胰岛素、生物合成人胰岛素、胰岛素类似物，按照胰岛素作用时间和分泌特点分为速效、短效、中效、长效和预混胰岛素。常用的胰岛素制剂具体分类及作用特点如下。

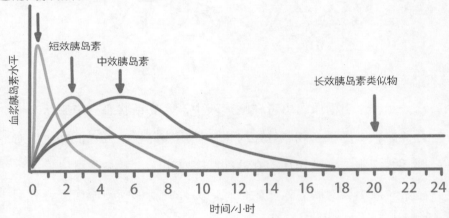

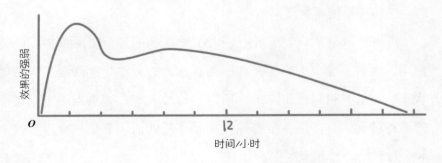

表3 常用胰岛素制剂起效时间、峰值时间及持续作用时间

胰岛素制剂	起效时间	峰值时间	持续作用时间
速效胰岛素类似物 （门冬胰岛素/诺和锐）	10~15分钟	1~2小时	4~6小时
速效胰岛素类似物 （赖脯胰岛素/优泌乐）	10~15分钟	1.0~1.5小时	4~5小时
短效胰岛素 （人胰岛素/诺和灵R/优泌林R）	15~60分钟	2~4小时	5~8小时
中效胰岛素 （NPH/诺和灵N/优泌林N）	2.5~3小时	5~7小时	13~16小时
长效胰岛素类似物 （甘精胰岛素/来得时，重组甘精胰岛素/长秀霖）	2~3小时	无峰值	30小时
长效胰岛素类似物 （地特胰岛素/诺和平）	3~4小时	3~14小时	24小时
预混胰岛素 （精蛋白生物合成人胰岛素/诺和灵30R，精蛋白锌重组人胰岛素/优泌林70/30）	30分钟	2~12小时	14~24小时
预混胰岛素 （50/50混合重组人胰岛素/甘舒霖50R）	30分钟	2~3小时	10~24小时
预混胰岛素类似物 （门冬胰岛素30/诺和锐30）	10~20分钟	1~4小时	14~24小时
预混胰岛素类似物 （预混赖脯胰岛素25/优泌乐25）	15分钟	0.50~1.17小时	16~24小时
预混胰岛素类似物 （门冬胰岛素50/诺和锐50）	15分钟	0.50~1.17小时	16~24小时

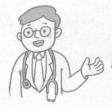

胰岛素的治疗方案

胰岛素是人体自身胰岛 β 细胞分泌的一种降糖激素，正常生理情况下，人体的胰岛素分泌可分为两个部分，即基础胰岛素分泌和餐时胰岛素分泌。前者是小剂量、连续性分泌，其作用是维持基础血糖（包括空腹及三餐前血糖）正常；后者是由进餐诱发的、短时间大剂量分泌，其作用是控制餐后血糖。因此在选择外源性胰岛素进行治疗时，最合理的胰岛素治疗方案应该尽可能地模拟生理性胰岛素分泌。在临床治疗中，通常是用长效胰岛素类似物补充基础胰岛素的不足；用短效胰岛素或速效胰岛素类似物补充餐时胰岛素之不足。根据空腹血糖水平来调节基础胰岛素的用量；根据三餐后2小时血糖水平，来调节餐时胰岛素的剂量。

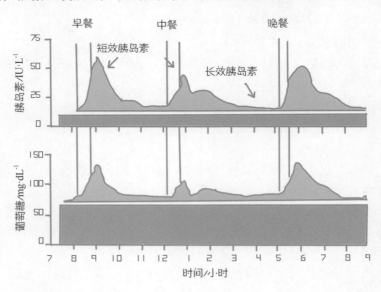

📇 基础胰岛素治疗方案

【方案说明】基础胰岛素包括中效胰岛素和长效胰岛素类似物。这两种胰岛素对人体基础血糖水平的调节起到左右权衡的作用，但也因此可以看出，单纯应用中效胰岛素和长效胰岛素类似物一般很难对餐后血糖有良好控制，所以常常联合应用口服降糖药，故又称作补充治疗方案或联合治疗方案。

【优点】①方法简单且容易被患者接受。②严重低血糖的危险性较低，尤其是长效胰岛素类似物。③体重增加的概率较低。④剂量的调整相对简单。

【缺点】一般体现在中效胰岛素方面，因其作用维持时间不足以覆盖全天24小时。

【使用方法】继续口服降糖药治疗，同时联合中效胰岛素或长效胰岛素类似物睡前注射，每天1次。基础胰岛素的起始剂量可为每日每千克体重0.1~0.2U。根据患者空腹血糖水平调整胰岛素用量，通常3~5日调整1次，根据血糖水平每次调整1~4U，直至空腹血糖达标。

📇 预混胰岛素治疗方案

【方案说明】包括预混人胰岛素和预混胰岛素类似物，根据患者的血糖水平，可选择每日1~2次的注射方案，当使用每日2次注射方案时，应停用促胰岛素分泌剂。预混胰岛素起始方案主要针对餐后血糖明显升高的患者。预混人胰岛素应在早、晚餐前30分钟皮下注射，预混胰岛素类似物可在餐前即刻注射或餐后立即注射。

【优点】①容易学会。②比多次皮下注射方案注射次数少。

【缺点】①由于短效胰岛素与中效胰岛素的比例恒定，有时对血糖控制会出现顾此失彼的情况。例如，有的患者早晨注射预混胰岛素后，早餐后2小时血糖控制良好，但午餐前有时会出现低血糖；而将胰岛素减量后，午餐前低血糖纠正了，早餐后2小时血糖可能又偏高了。②该方案对午餐后血糖往往控制不太理想，需要在午餐前加用口服降糖药如诺和龙、拜糖平。③该方案对某些患者的空腹血糖控制有时也不理想，如果加大剂量，则容易导致夜间低血糖。

【使用方法】

每日1次方案：起始的胰岛素剂量一般为每天每千克体重0.2U，晚餐前注射。根据患者空腹血糖水平调整胰岛素用量，通常3～5天调整1次，根据血糖水平每次调整1～4U，直至空腹血糖达标。

每日2次方案：起始的胰岛素剂量一般为每天每千克体重0.2～0.4U，按1：1的比例分配到早餐前和晚餐前。根据空腹血糖调整晚餐前的胰岛素用量，根据晚餐前血糖调整早餐前的胰岛素用量。3～5天调整1次，根据血糖水平每次调整的剂量为1～4U，直到血糖达标。

胰岛素强化治疗方案

【方案说明】强化治疗一般要求患者每天注射4次胰岛素，即所谓的"三短一长"，三餐前注射短效胰岛素控制餐后血糖，睡前注射中、长效胰岛素控制夜间血糖和清晨空腹血糖。但目前最先进的办法是采用胰岛素泵治疗，即通过胰岛素泵计算机系统设置基础量和餐前剂量，模拟正常人体胰岛素分泌模式，使血糖得到最满意的控制。

【适应人群】①绝大多数1型糖尿病患者。②妊娠糖尿病患者在需要时应进行胰岛素强化治疗。③2型糖尿病在病程任何阶段出现严重代谢紊乱或在胰岛素起始治疗的基础上，经过充分的剂量调整，如患者的血糖水平仍未达标或出现反复的低血糖，可转为强化治疗方案。

【优点】"三短一长"与胰岛素泵强化治疗是当今胰岛素治疗方案中最接近生理性胰岛素分泌的手段，尤其适用于血糖波动较大的（脆性糖尿病）患者。

【缺点】"三短一长"每天四针相对麻烦；胰岛素泵强化治疗治疗费用较高。

【使用方法】如果患者此前未接受过胰岛素治疗，可根据不同的糖尿病类型设定胰岛素剂量。

1型糖尿病：每日总量（U）=体重（kg）×（0.4~0.5）。

2型糖尿病：每日总量（U）=体重（kg）×（0.5~1.0）。

基础胰岛素占全日总量的40%~60%，余下部分按1/3、1/3、1/3或1/5、2/5、2/5的比例三餐前注射。并根据空腹（早餐前）血糖调整睡前基础胰岛素用量，根据午餐前、晚餐前及睡前血糖的水平调整三餐前的胰岛素用量。

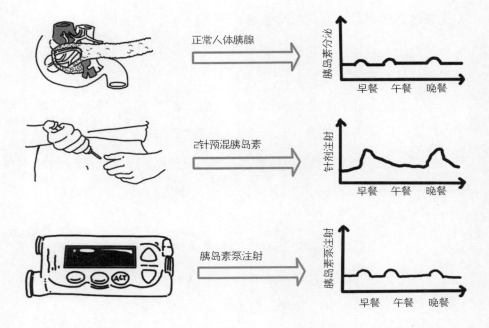

正常人体胰腺

2针预混胰岛素

胰岛素泵注射

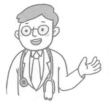

怎么使用胰岛素笔

对于糖尿病患者来讲，在使用胰岛素降糖时，最离不开的"胰岛素伴侣"就是胰岛素笔了，但究竟怎么使用胰岛素笔？使用胰岛素笔时需要注意哪些？你真的清楚吗？

使用方法

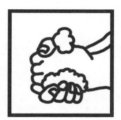

注射前洗手

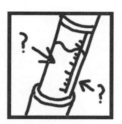

核对胰岛素类型和注射剂量等

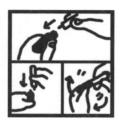

安装胰岛素笔芯

预混胰岛素需充分混匀

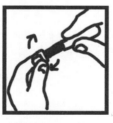

安装胰岛素注射笔用针头并排气

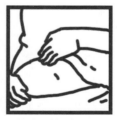

检查注射部位及消毒

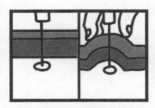

根据胰岛素注射笔针头的长度明确是否需要捏皮以及进针的角度

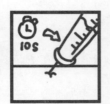

推注完毕后，针头滞留至少10秒后再拔出

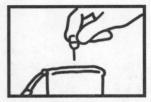

注射完成后立即戴上外针帽并将针头从注射笔上取下，将针头丢弃在加盖硬壳容器中

（1）注射前洗手。

（2）核对胰岛素类型和注射剂量，查看有效期，看药液是否有变色或沉淀变质。

（3）安装胰岛素笔芯。

（4）如为混悬胰岛素，须充分混匀，直至液体呈均匀的白色混悬液。

（5）安装胰岛素注射笔针头并排气，旋转剂量栓到1个单位后推压按钮（可重复此操作），直到针尖上出现1滴胰岛素为止。

（6）检查注射部位和消毒，避免在感染、瘢痕、硬结部位注射。

（7）根据胰岛素注射笔针头的长度，明确是否需要捏皮以及进针的角度。一般来说，多数成人4mm针头无须捏皮，垂直进针即可；如果患者较瘦，皮下脂肪不多，可以用拇指和示指捏起皮肤，使针头与皮肤呈45°角进针。

（8）注射完毕后，针头滞留至少10秒后再拔出，之后用无菌棉签轻轻按压针眼片刻，注射后发现局部红肿也不要擅自用热毛巾去敷。

（9）注射完成后，立即戴上外针帽并将针头从注射笔上取下，针头一次性使用，废弃针头要妥当处理，避免不必要的扎伤。

注意事项

① 注射部位

选择脂肪较多的部位注射如腹部两侧、大腿外侧、上臂外侧、臀部，这些部位被称为胰岛素注射的四大部位，注射时最好有计划地轮换部位，四大部位大轮换后还可以在原来注射过的部位附近错开位置进行小轮换，以免反复注射造成皮肤红肿、硬结。

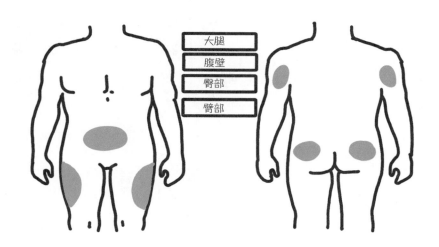

② 注射时间

一般来讲，胰岛素类似物（如诺和锐、诺和锐30、优泌乐、优泌乐50）可在餐前皮下注射，注射后立即进食即可。人胰岛素（如诺和灵R、甘舒霖R、优泌林N、诺和灵30R、优泌林70/30）需在餐前30分钟皮下注射。

③ 预混调配

有的患者需要按医嘱自行混合两种剂型的胰岛素，必须先抽取短效胰岛素，再抽取中效或长效胰岛素，顺序不能反过来，否则短效胰岛素不能再继续使用。

④ 保管方法

胰岛素既不能在阳光下晒，也不能在温度较低的空间冷冻。胰岛素在未开封的情况下，最好的储存方法是放在2～8℃的冰箱冷藏室中保存，尽可能不放在紧贴冰箱壁处。已经装在胰岛素笔中使用的胰岛素是不主张放在冰箱冷藏室中的，因为这样会对笔有一定的影响。胰岛素及笔安装后可以放在25℃的室温中保存4～6周，一支胰岛素笔芯一般10天左右用完，不必担心胰岛素在使用过程中会失效。

⑤ 不良反应

注射胰岛素时经常出现的不良反应主要有低血糖、皮下硬结、脂肪组织萎缩等。注射胰岛素的患者，身边一定要准备一些巧克力、饼干之类，在发生低血糖时食用，若症状无缓解仍加重，应立即就医，这一点在外出旅行时尤其要注意。患者要经常检查注射部位皮肤的变化，如皮肤出现硬结及瘢痕等，注射时应该避开。另外，乘坐飞机时不能将胰岛素放到行李中托运，因为行李舱温度过低会"冻坏"胰岛素。

中医的降糖招数

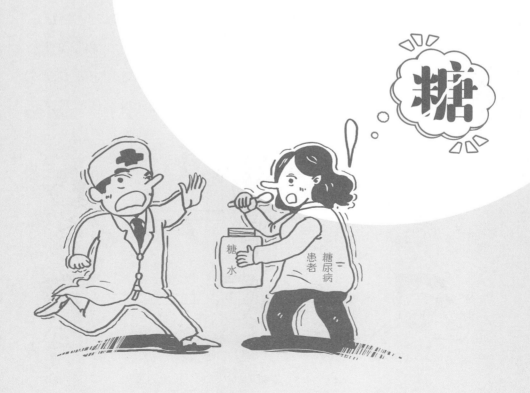

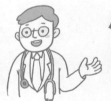

从"郁、热、虚、损"重新认识一下糖尿病

糖尿病属于中医学"脾瘅""消渴病"等范畴。在多年理论与临床实践的基础上认识到，其病机演变基本按郁、热、虚、损四个阶段发展。

郁

"郁"的阶段代表疾病的早期。2型糖尿病患者中的肥胖患者多是由于饮食不节或过食肥甘而致食郁中焦，郁久化热，此类患者多有多食少动的生活习惯，体重多超重，治疗上多以基础治疗为主，即改变不良的饮食及生活习惯，适当运动锻炼，同时联合行气导滞的厚朴三物汤使食郁自大肠导滞而出。而瘦型患者多以肝郁为主，常表现为情志郁闷，此类患者可服用疏肝解郁的四逆散，使肝郁发散而去。

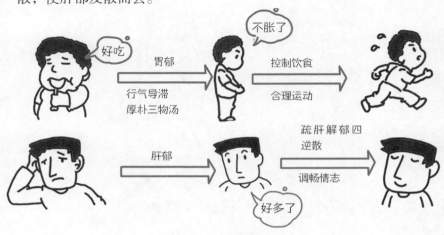

🫙 热

"热"的阶段代表疾病的发生。郁久化热，热在肺胃，表现为消谷善饥（容易饿），以清热泻火的白虎汤加减治疗。

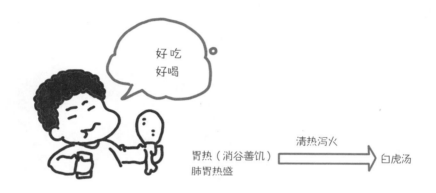

胃热（消谷善饥）
肺胃热盛　——清热泻火——→　白虎汤

郁久化热，热在肝胃，表现为耳鸣、口苦、易怒，以开郁清热的大柴胡汤加减治疗。

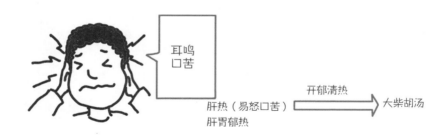

肝热（易怒口苦）
肝胃郁热　——开郁清热——→　大柴胡汤

郁久化热，热在胃肠，若表现为口渴便秘，则为胃肠实热，当用清泄实热的大黄黄连泻心汤；若表现为口不渴便黏，则为肠道湿热，当用清利湿热的葛根芩连汤加减治疗。

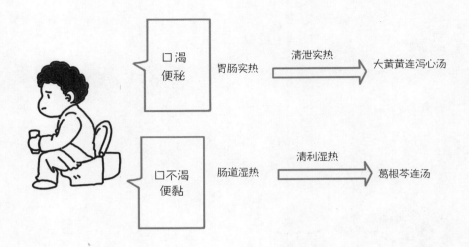

| 口渴
便秘 | 胃肠实热 | 清泄实热 → | 大黄黄连泻心汤 |
| 口不渴
便黏 | 肠道湿热 | 清利湿热 → | 葛根芩连汤 |

　　郁久化热，热在周身腠理，则表现为身发疮痈，此为热毒炽盛，当用清热解毒的三黄汤加减治疗。

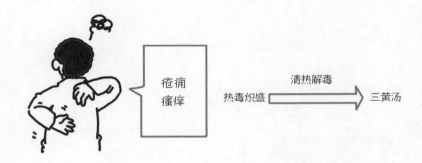

| 疮痈
瘙痒 | 热毒炽盛 | 清热解毒 → | 三黄汤 |

　　郁久化热，热与痰合，阻滞胸脘，表现为胸闷、腹胀，则为痰热互结，当用清热化痰的小陷胸汤加减治疗。

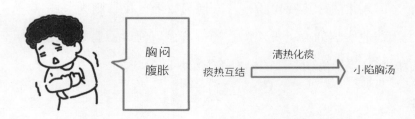

| 胸闷
腹胀 | 痰热互结 | 清热化痰 → | 小陷胸汤 |

🏺 虚

"虚"的阶段代表疾病的发展。这一期是临床最常见的阶段，病机也最为复杂。燥热既久，壮火食气，燥热伤阴，气阴两伤为始，进而阴损及阳，阴阳两虚。虚则热、痰、湿、瘀无力代谢，则使糖尿病进一步发展，可以说这一期是糖尿病的极期，当格外重视。

燥热既久，热盛伤津，则出现既口渴又便秘的表现，当用清热益气生津的白虎汤合人参汤加减治疗。

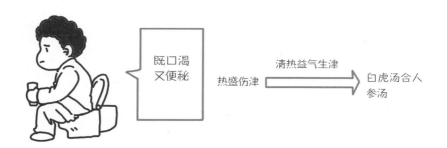

燥热既久，阴虚火旺，则出现五心烦热、失眠多梦等表现，当用滋阴降火的知柏地黄丸加减治疗。

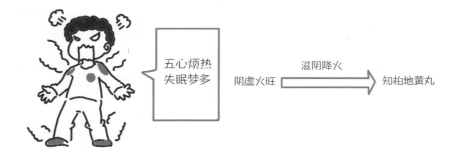

燥热既久，气阴两虚，则出现消瘦、乏力、易汗出等表现，当用益气生津的生脉饮加减治疗。

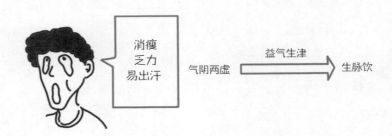

病久则脾虚，脾虚则胃滞，出现干呕、下利、便溏、纳呆等脾虚胃滞的表现，当用辛开苦降、运脾理滞的半夏泻心汤加减治疗。

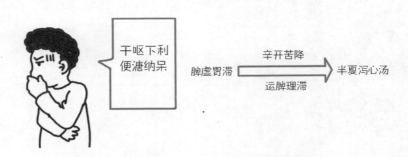

病久则阴阳两虚、寒热错杂、易发上热下寒，出现上热之心烦胃热与下寒之足凉膝冷并见等上热下寒的表现，当用清上温下的乌梅丸加减治疗。

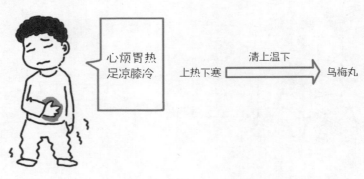

损

"损"的阶段代表疾病的终末。这一阶段相当于糖尿病的慢性并发症期，或因虚极而脏腑受损，或因久病入络，络瘀脉损而成，结合糖尿病的现代研究，这一时期的根本，在于络损（微血管病变）、脉损（大血管病变），以此为基础导致脏腑器官的损伤。其病机多从气血津精亏损，脏腑功能衰败立论。这一阶段要格外重视瘀血为患和久病及肾的因素。

久病及肾，肝肾阴虚，则出现腰膝酸软、低热颧红、视物不清等表现，当用滋补肝肾的杞菊地黄丸加减治疗。

久病及肾，阴阳两虚，则出现腰膝无力、五心烦热、四肢欠温等表现，当用滋阴补阳的金匮肾气丸加减治疗。

久病及肾，脾肾阳虚，则出现腰膝冷痛、畏寒身冷、大便稀溏等表现，当用温补脾肾的附子理中丸加减治疗。

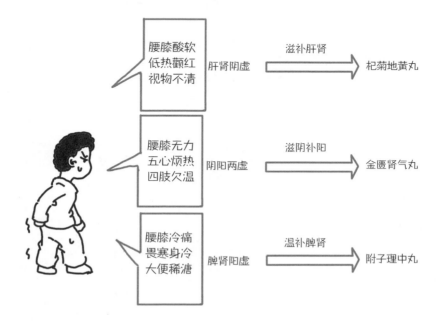

除上述证候外，痰、湿、浊、瘀是本病的常见兼证，亦不容忽视。

其中，兼痰者，常出现呕恶眩晕，口黏肥胖等表现，常见于肥胖型糖尿病患者，当用行气化痰的二陈汤加减治疗。

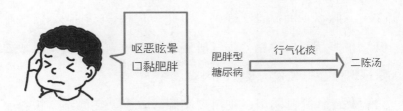

其中，兼湿者，常出现四肢沉重、食少纳呆等表现，常见于糖尿病胃肠病变患者，当用燥湿健脾的平胃散加减治疗。

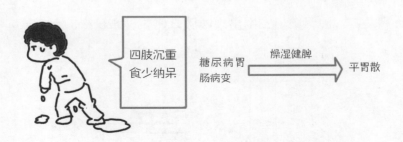

其中，兼浊者，常见于高血脂、高尿酸、脂肪肝的代谢综合征患者，当用消膏降浊的消膏降浊方加减治疗。

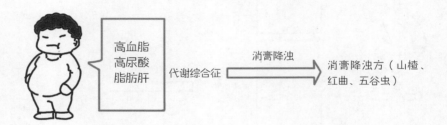

其中，兼瘀者，常出现中风偏瘫、麻木刺痛、舌质紫暗等表现，常见于糖尿病合并心脑血管病变的患者，当用活血化瘀的抵当汤加减治疗。值得注意的是，此法可用于糖尿病之始终，以达到未病先治、既病防变的目的。

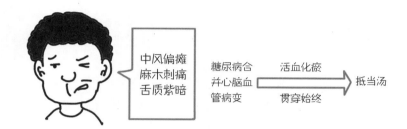

"郁、热、虚、损"四个阶段，因郁而热，热耗而虚，由虚及损，这是一种较为完备且具有较大临床意义的论治糖尿病的新思路。另外，糖尿病自身的病理特点决定了络瘀贯穿病程的始终，所以不能到了损的阶段，络瘀已著，才开始活血通络，应从早期即开始应用活血通络的治法，对于减轻高血糖的损伤，延缓并发症的出现，具有较高的临床价值。

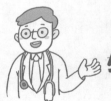

直接降糖、间接稳糖、辅助调糖

💊 直接降糖

① 毒损肝络（从肝论治）

《黄帝内经·灵枢》："五脏皆柔弱者善病消瘅……肝脆则善病消瘅易伤。"《四圣心源》："消渴者足厥阴之病也。"可见古之医家就有从肝论治糖尿病的论述，简单说肝的正常生理功能之一就是主疏泄，就是向外宣发郁结之气的，气通了，血脉自然通畅。相反肝失疏泄，那么郁而化热，热伤津液，则发消渴，同时经脉不通，痰湿瘀浊阻滞，内外攻侵，亦发消渴。

肝主疏泄 ——→ 调畅气机，疏通血脉

肝失疏泄 ——→ 情志失调，郁结不疏 ——→ 郁而化热，火热伤津 ——→ 消渴病

经脉不通，痰湿浊瘀 ——→ 内攻脏腑，外侵皮毛 ——→ 消渴病

针对肝脏此生理病理特性，我们为此量身定做了一套方剂，供加减使用。

【解毒通络调肝汤】

大黄25g，黄连6g，黄芪20g，丹参20g，知母20g，生地黄15g，山药15g，生山楂20g，制红曲6g，干姜3g，柴胡10g。

水煎取汁300mL，每次100mL，日2次口服。

请注意，此类患者，一般急躁易怒，身热口苦，胁肋疼痛，舌苔厚腻，脉象有力。

② 苦酸通调

《珍珠囊》："酸主收……苦主坚……酸能收缓敛散……苦能燥湿坚阴。"苦为甜之对立，酸为甜之中和，酸能生津即可中和余甜，据此苦酸可以制甜，生活中也是这样，上火了要吃苦瓜泻火，所以苦味可以泻火坚阴，另外油腻的东西吃多了，需要喝酸梅汤解腻、解渴。所以因油腻吃多了而发的糖尿病有似上火症状的患者，就比较适合苦酸通调方。

【苦酸通调方】

黄连15g，乌梅20g，瓜蒌20g，大黄10g，生地黄20g，半夏15g，丹参25g，党参15g，干姜15g。

水煎取汁300mL，每次100mL，日2次口服。

请注意，此类患者，一般形体肥胖，口渴身热，易发心脑血管并发症，舌苔厚腻，舌质紫暗，脉象滑涩。

间接稳糖

血糖难控因素是指除了饮食、运动、药物外引起血糖升高或持续不降的一些原因，这些原因主要包括失眠、便秘、情绪波动、过劳、急慢性感染、月经不调、疼痛等。而这些因素可以使胰岛素对抗激素的水平升高，使胰岛素分泌减少或相对分泌减少，从而使血糖升高。而对于消除或减弱这类影响因素，中医中药在辨证合理的基础上往往发挥着不错的疗效。

失眠患者，可取炒酸枣仁10g、合欢花6g、夜交藤6g代茶饮。

便秘患者，可先取玄参、生地黄、麦冬各6g代茶饮，若效不显，可酌情加用大黄3g，但需要注意，大黄不可长期服用，中病即止。

情绪暴躁易怒或郁闷不欢的患者，可取柴胡6g、郁金3g代茶饮，舌苔黄腻，口黏且苦者，可酌加龙胆草2g，中病即止。

感染患者，在结合西医抗感染治疗基础上，可取黄连3g、黄花地丁3g、金银花5g代茶饮。

疼痛患者，当积极寻找并解决病痛原因，酌情取用中药茶饮，若痛为痉挛所致可取白芍5g、甘草5g代茶饮。

过劳患者，若腰酸乏力可取用枸杞子8g、灵芝3g代茶饮；若纳呆便溏可取用党参8g、黄芪10g代茶饮。

月经不调患者，若下腹凉痛可取用艾叶2g代茶饮；若气滞胀痛可取用香附2g代茶饮；若色暗有块可酌情取用当归3g、川芎2g代茶饮，经期当停用。

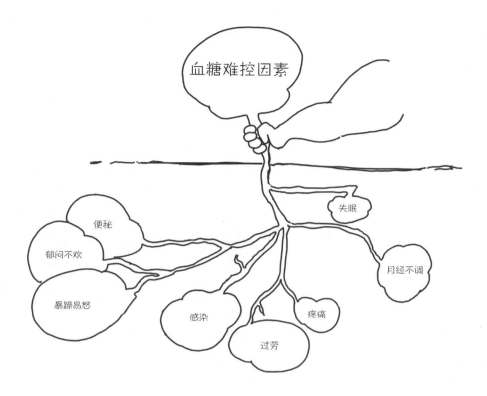

💊 辅助调糖

糖尿病并发症对糖尿病患者生活质量的影响很大，那么面对糖尿病并发症，在日常生活中患者又该如何保健防治呢？

合并糖尿病肾病的患者，可酌情使用黄芪10g，若尿浊明显可加用大黄2g，尿频者可酌加金樱子5g、芡实5g代茶饮。

合并糖尿病足的患者，可酌情使用川牛膝5g代茶饮。

合并糖尿病心血管病变的患者，可酌情使用瓜蒌6g、薤白6g、丹参8g代茶饮。

合并糖尿病脑血管病变的患者，若头晕肢颤，可酌情使用天麻3g、钩藤3g代茶饮；若健忘嗜睡，可酌情使用菖蒲3g、远志5g代茶饮。

合并糖尿病视网膜病变的患者，可酌情使用枸杞子8g、菊花3g、车前子3g、菟丝子3g代茶饮。

合并糖尿病周围神经病变的患者，可酌情使用防风3g、木瓜5g、归尾3g代茶饮。

值得注意的是，在糖尿病的病程中，化瘀通络的方案当贯穿始终，推荐使用三七粉，酌情冲服，每次0.5g，日2次。

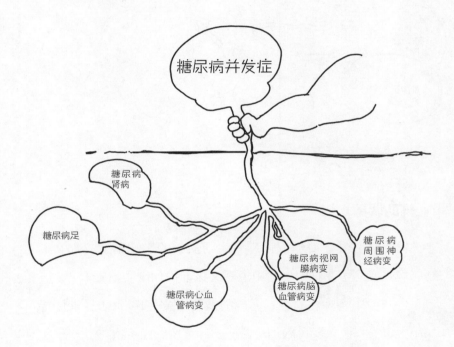

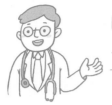

中医特色疗法：耳穴疗法

　　临床上，耳穴疗法是针灸疗法中的一种，其以适应证广、疗效好、简便易行和副作用少等优点而备受欢迎。

　　耳郭就像是一倒置的胎儿：头朝下，臀部和下肢朝上，胸部和躯干位于中间，耳穴则是耳郭皮肤表面和人体脏腑、经络等相沟通的部位。耳穴疗法是用毫针、压籽（如王不留行籽）、磁疗、温灸、推拿按摩等方法准确地刺激相应耳穴处，并给予适度的揉、按、捏、压，使其产生酸、麻、胀、痛等刺激感应，以达到治疗目的的一种外治疗法。中医认为，耳通过经络与人体脏腑、肢节、器官产生联系。其中，耳与手、足三阳经的联系最为密切，六条阳经皆入耳中或分布于耳区周围。脏腑功能失调时，就会通过经络的联系，在双耳的耳穴上显示出来。同理，耳穴疗法可刺激经络，疏通经气，调节脏腑功能，使五脏精气充盛，经络气血畅达。

　　耳朵与全身各部都有着密不可分的对应关系。身体任何一个器官都可以在耳部找到对应的反射区域，并可借助刺激达到调整、治疗的效果。同样糖尿病患者也可以将耳穴治疗作为正规糖尿病治疗的一个"好帮手"。

糖尿病耳穴配方

【主穴】胰胆、内分泌、缘中、皮质下。

【配穴】口渴多饮、多食易饥者可加渴点、饥点；阴虚火旺者配肺、胃；气阴两虚者配脾、肺、肾；脾胃虚弱者配脾、胃；阴阳两虚者配脾、肾、三焦。

【定位】

胰（胰胆）：肝肾两穴之间。

内分泌：屏间切迹底部。

缘中：位于对耳屏游离缘上，对屏尖与轮屏切迹中点处。

皮质下：对耳屏内侧面。

渴点：外鼻与屏尖连线中点。

饥点：外鼻与肾上腺连线中点。

肺：心、气管区周围处。

胃：耳轮脚消失处。

脾：耳甲腔的后上部，即肝穴下部。

肾：对耳轮下脚的边缘。

三焦：外耳自后下，肺与内分泌区之间。

【操作】主穴每次取3～4穴，配穴取1～2穴。将1粒王不留行籽，置于0.7cm×0.7cm的小方胶布上，找到上述耳穴后，即贴敷其上，用示指、拇指捻压至酸麻或略疼痛为得气，每次贴一侧耳，两耳交替。每周贴敷2次，10次为1个疗程。疗程间隔5～7天。

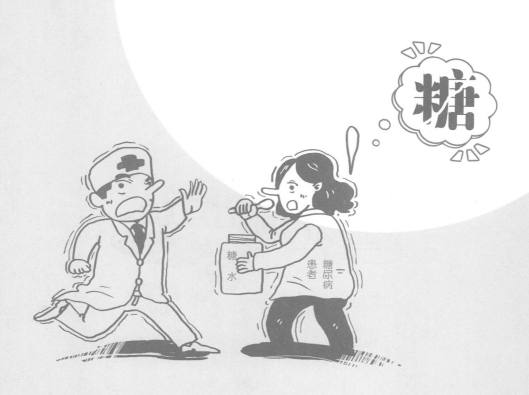

谣言粉碎机

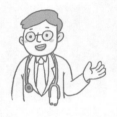

"糖" 而 "慌" 之

得糖尿病是因为糖吃多了吗

医生，刚才我吃了很多糖，会不会得糖尿病啊？

大妈，这个糖尿病的发病跟两个因素有关，一个是遗传因素，另一个是环境因素。而在环境因素里，就跟我们吃了过多高脂高糖高热量的食物有关。但是，健康人一次两次吃了过多的糖分，只会造成一过性的高血糖，可以通过身体的调节，使血糖恢复到正常水平，并不足以引起糖尿病。

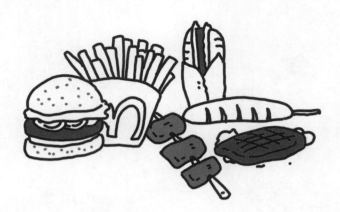

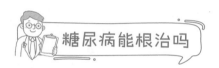 糖尿病能根治吗

 医生，糖尿病能根治么？

 老大爷，虽然糖尿病是不能根治的，但糖尿病是可以战胜的，通过控制好血糖照样可以有好的生活质量。

那怎样才能使血糖达标呢？

 要遵守治疗糖尿病的五个原则：饮食疗法、运动疗法、药物治疗、糖尿病教育和糖尿病自我监测。

① 饮食疗法

饮食疗法是预防和治疗糖尿病的基础，主要是控制总热量，合理搭配饮食，每餐都有适量的碳水化合物、脂肪、蛋白质及蔬菜，要少量多餐。

② 运动疗法

运动疗法是治疗糖尿病的保障，长期坚持有氧运动，每天至少锻炼30分钟。

③ 药物治疗

药物治疗是治疗的关键，合理用药是控制糖尿病的主要手段，包括口服降糖药（西药、中药）及胰岛素。

④ 糖尿病教育

糖尿病教育是治疗的统帅，让患者及家属了解糖尿病知识，懂得如何把治疗融入日常生活中，以便更好地配合医生的治疗。

⑤ 糖尿病自我监测

糖尿病自我监测是治疗的中心环节，可随时掌握病情的发展，有助于及时调整治疗方案。

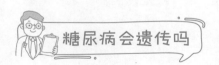
糖尿病会遗传吗

医生，我得了糖尿病，那我儿子也一定会得吗？

不一定，只是患病的风险会增高。想要降低患病的风险，就要坚持健康的生活方式，坚持合理饮食、适量运动、戒烟限酒、规律作息等。

得了糖尿病还能要宝宝吗

 医生，我患有糖尿病，还能生宝宝吗？

糖尿病患者在血糖控制平稳的情况下可以要孩子。建议在要孩子前3个月把口服降糖药物改为胰岛素替代治疗并把血糖控制在理想的范围内，因为口服降糖药物和高糖毒性容易导致胎儿畸形。

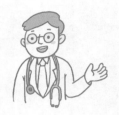

"药言"惑众

广告保健品，降糖无敌

哇！这个广告上的保健品，降血糖一定好使，太棒了，我要买它。

降血糖保健品

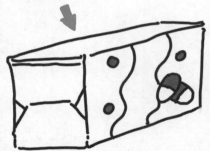

广告上的一些保健品确实能降糖，因为里面有可能添加了能降糖的西药，它可能使血糖突降，甚至发生低血糖。如果长期服用有可能会破坏胰岛功能，且极易引起低血糖，对老年人尤其危险。所以在治疗糖尿病时一定要遵照医生的医嘱，千万不可自己随意用药。

二甲双胍可以当减肥药吃吗

 听说二甲双胍能减肥，效果很好而且还很安全，可以一直服用。

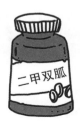

服用二甲双胍有一部分患者会出现明显的体重下降，但下降到一定幅度后就会维持在一个较稳定的状态。要想体重明显下降，必须大剂量服用，这时大部分患者会出现消化道反应，如腹泻、恶心、呕吐、腹胀等副作用。因此，只有内分泌疾患导致的肥胖患者才能经过严格的诊断之后根据需要按医嘱服用，不建议作为减肥药物服用。要想减肥成功，还得"管住嘴、迈开腿"。

 ## 降糖药伤肝肾，所以不能吃吗

 给你开一种口服降糖药降血糖。

医生，我不吃，伤肝肾。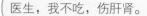

 老大爷，一般情况下，降糖药物不会造成肝肾损害。而且，已经有肝肾疾病的患者，正规使用降糖药物一般也不会进一步加重肝肾疾病。服用某些药物偶尔出现的肝肾功能损伤，在医生的指导下，减量或停药后也是可以恢复的，所以不需要太担心。

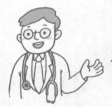

被误解的胰岛素

注射胰岛素会"成瘾"吗

　　注射的胰岛素是人体胰腺自身可以分泌的一种蛋白质，用以维持人体正常的血糖水平，也是体内唯一一种可以直接降低血糖的物质。怎么会有"上瘾"一说呢。

　　糖尿病发展到一定程度，患者自身分泌的胰岛素不足以把血糖控制在正常范围，造成高血糖毒性，这时候补充注射胰岛素进行治疗，可帮助身体尽快摆脱高血糖的伤害，改善病情及预防并发症的发生发展。就像渴了需要喝水一样，即使长期注射也是病情的需要，不存在成瘾的问题。

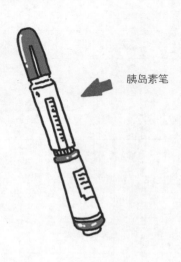

胰岛素笔

使用胰岛素治疗就意味着病情变严重了吗

 我现在必须要用胰岛素吗？我的病情也没有很严重啊！

这是大多数人的一个认识误区。病情的轻重不是用药物种类来判断，而是根据患者血糖的高低。随着病程的延长，体内胰岛素分泌越来越少，因此需要从外部补充缺失的胰岛素。使用胰岛素治疗有助于血糖长期达标，预防或延缓并发症的发生发展，控制病情的进展。

 胰岛素要如何保存

　　胰岛素怕日晒和冷冻，应放在温度2～8℃的冰箱冷藏室内储存，以免药物活性被破坏而影响疗效。但切记千万不要把胰岛素放在冷冻室，否则胰岛素会被冻坏，就不能使用了。

　　在开封使用之前应先让胰岛素回暖至室温，将笔芯装入注射器后，要在室温下保管，不要再放入冷藏室储存。

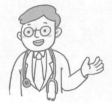

舌尖上的误区

糖尿病患者不能吃米饭

糖尿病患者不能吃米饭吗?

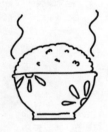

这是很多糖尿病患者的一个误区。米饭是主食,如果不吃,碳水化合物会摄入不足,很容易引起低血糖。糖尿病患者可以少量吃米饭,多吃蔬菜,同时也可以选择对血糖影响比较小的主食品种,比如各种杂粮杂豆、薯类等,这些品种的主食消化吸收的速度慢,对餐后血糖的影响比米饭小。

木糖醇饼干不甜就可以随便吃,不会升高血糖

太棒了,这个是木糖醇饼干,不甜我可以吃,不升血糖。

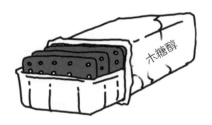

这个观点是错误的，虽然是木糖醇饼干，但它是以粮食为原料，同主食一样，吃下去会在体内转化成葡萄糖，导致血糖升高。即使吃的食物不含糖，也需要计算进食的总热量，从而才能全面统一地达到饮食控制的效果。

使用降糖药了，就可以随便吃了

哈哈哈，我吃降糖药了，可以随便吃了，想吃什么就吃什么。

不不不，糖尿病患者由于胰岛功能减退，胰岛素分泌绝对或相对不足，胰岛素不能在饮食后随血糖升高而增加，不能起到有效的降血糖作用，于是血糖就超过正常范围。同时也会对胰岛组织产生不利影响，使胰岛功能更加减退，胰岛素的分泌更加减少，从而使病情进一步加重。所以，糖尿病患者要合理地进行饮食控制。

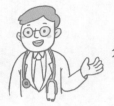

行百里者半九十

没有症状就不需要治疗

医生，我现在只是血糖高，但没有糖尿病"三多一少"的症状，需要治疗吗？

需要治疗的，因为个体差异，有的人会出现血糖很高但没有任何症状。长期高血糖就像温水煮青蛙一样，虽没有任何感觉，但正悄悄地损害我们的身体，出现糖尿病并发症，如糖尿病微血管病变及大血管病变。而且，这种损害一旦发生是不可逆转的。所以，即使没有任何症状，也要及时就诊，明确自己的病情，选择适合自己的治疗方案。

空腹血糖正常等于血糖控制得好

医生，我空腹血糖正常，是不是就意味着我血糖控制得很好？

不是的，空腹血糖测定仅仅反映了检测当时的血糖变化，容易受到进食和糖代谢等相关因素的影响。而衡量糖尿病控制水平的标准是糖化血红蛋白，它反映过去2~3个月时间内患者整体的血糖控制情况，且受抽血时间、是否空腹、是否使用胰岛素等因素干扰不大。所以评价血糖控制得好坏，要看糖化血红蛋白的高低，而不是单纯地看空腹血糖。

血糖降至正常后就可以停药了

哈哈哈，我血糖降至正常了，我可以停药吗？

糖尿病是不能根治的终身性疾病，需要长期乃至终身服药。患者经药物控制后，血糖降至正常，这并不意味着糖尿病已经痊愈，就可以停止药物治疗，还应继续维持用药，在保证血糖长期达标的前提下，在良好饮食、运动配合的基础上，由医生根据具体情况进行调整，切忌擅自停药，否则会造成高血糖卷土重来，病情恶化，实在是得不偿失。

平时只要感觉好，不必经常监测血糖

疼疼疼，我现在感觉挺好的，我不想再扎针了。

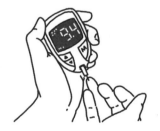

感觉良好并不代表血糖控制得好。其实很可能在您没有感觉的情况下，血糖波动已经使细胞和血管受到损伤。
监测血糖有很多好处，如：
（1）可以让我们了解饮食规律，了解哪些食物会引起较大的血糖波动。
（2）运动前、后测血糖，能直观地看到运动带来的血糖变化，让运动更加容易坚持。
（3）在生活中若感到不适（大汗、四肢无力、心慌、头晕），应马上监测血糖，以便于及时发现血糖变化。

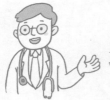

迷途知返，为时不晚

得了这病，感觉没力气，身体要补

我没有力气了，是不是平时吃得太清淡了，身体缺乏营养了，要多吃点红烧肉，补一补？

这种想法是不对的，糖尿病属于代谢性疾病，是会出现乏力的症状的，但血糖控制好后，症状就会部分消失的，没有必要大补。治疗糖尿病的基础是要科学饮食，控制总热量，均衡营养，粗细搭配，饮食清淡。

得了糖尿病，也活不了几年了，就自暴自弃

糖尿病是不能根治的终身性疾病，治不治都一样，反正也治不好了。

这种想法是不对的。到目前为止，虽然糖尿病是不能根治的终身性疾病，但是可以通过学习糖尿病相关知识，坚持科学、正规治疗，保持积极乐观向上的心态，使病情平稳，拥有健康的生活。

吸烟饮酒对糖尿病影响不大

医生，饮酒后血糖反而会下降，是不是吸烟饮酒对糖尿病没有影响呢？

不，吸烟将会成倍增加得糖尿病并发症的机会，例如下肢血管闭塞、心脏病、高血压、脑卒中等。饮酒会使患者发生低血糖的机会增加。因为酒精所提供的能量往往不能有效地转化成血糖，而大多转化成热能。另外，因饮酒而发生的低血糖容易被误诊，因此危险性更大。长期饮酒容易引起脂肪肝和肝硬化，还容易引起腹部型肥胖，这对于血糖的控制是不利的。